Noemi Centeno Wolf

La gastrostomie chez l'enfant

Historique, techniques, dispositifs. Expérience avec le bouton de gastrostomie à ballonnet

Presses Académiques Francophones

Impressum / Mentions légales

Bibliografische Information der Deutschen Nationalbibliothek: Die Deutsche Nationalbibliothek verzeichnet diese Publikation in der Deutschen Nationalbibliografie; detaillierte bibliografische Daten sind im Internet über http://dnb.d-nb.de abrufbar.

Alle in diesem Buch genannten Marken und Produktnamen unterliegen warenzeichen-, marken- oder patentrechtlichem Schutz bzw. sind Warenzeichen oder eingetragene Warenzeichen der jeweiligen Inhaber. Die Wiedergabe von Marken, Produktnamen, Gebrauchsnamen, Handelsnamen, Warenbezeichnungen u.s.w. in diesem Werk berechtigt auch ohne besondere Kennzeichnung nicht zu der Annahme, dass solche Namen im Sinne der Warenzeichen- und Markenschutzgesetzgebung als frei zu betrachten wären und daher von jedermann benutzt werden dürften.

Information bibliographique publiée par la Deutsche Nationalbibliothek: La Deutsche Nationalbibliothek inscrit cette publication à la Deutsche Nationalbibliografie; des données bibliographiques détaillées sont disponibles sur internet à l'adresse http://dnb.d-nb.de.

Toutes marques et noms de produits mentionnés dans ce livre demeurent sous la protection des marques, des marques déposées et des brevets, et sont des marques ou des marques déposées de leurs détenteurs respectifs. L'utilisation des marques, noms de produits, noms communs, noms commerciaux, descriptions de produits, etc, même sans qu'ils soient mentionnés de façon particulière dans ce livre ne signifie en aucune façon que ces noms peuvent être utilisés sans restriction à l'égard de la législation pour la protection des marques et des marques déposées et pourraient donc être utilisés par quiconque.

Coverbild / Photo de couverture: www.ingimage.com

Verlag / Editeur:
Presses Académiques Francophones
ist ein Imprint der / est une marque déposée de
OmniScriptum GmbH & Co. KG
Heinrich-Böcking-Str. 6-8, 66121 Saarbrücken, Deutschland / Allemagne
Email: info@presses-academiques.com

Herstellung: siehe letzte Seite /
Impression: voir la dernière page
ISBN: 978-3-8381-4102-2

Zugl. / Agréé par: Lausanne, Université de Lausanne, thèse de doctorat, 2007

Copyright / Droit d'auteur © 2014 OmniScriptum GmbH & Co. KG
Alle Rechte vorbehalten. / Tous droits réservés. Saarbrücken 2014

Noemi Centeno Wolf

La gastrostomie chez l'enfant

La gastrostomie chez l'enfant

Historique, techniques, dispositifs.
Expérience avec le bouton de gastrostomie à ballonnet

Noemi Centeno Wolf

La gastrostomie chez l'enfant

Ce livre comprend deux parties :

La **première partie** a pour but de présenter une revue des techniques de gastrostomie chez l'enfant. La gastrostomie est, par définition, un tractus fistuleux entre l'estomac et la paroi abdominale. Le but de la gastrostomie est de permettre la décompression gastrique, la nutrition entérale et l'apport médicamenteux. Les indications et contre-indications à la confection et utilisation de la gastrostomie sont détaillées dans ce travail.
Historiquement, les premières gastrostomies étaient d'origine accidentelle ou infectieuse (fistule gastro-cutanée), incompatibles avec la vie. Sedillot, en 1845 décrivit la première gastrostomie chirurgicale sans cathéter, qui avait comme désavantage la présence de fuites. Depuis, les techniques se sont multipliées en évoluant vers la continence et l'utilisation de cathéters. En 1979 Gauderer décrivit pour la première fois une technique percutanée, réalisée sur un enfant âgé de 5 mois. Cette technique est appelée « Percutaneous Endoscopic Gastrostomy » (PEG). Elle a ensuite été élargie à la population adulte. Actuellement, il existe une grande multiplicité de techniques par abord « laparotomique », laparoscopique ou percutanée (endoscopique ou radiologique). Ces techniques peuvent être combinées. Toutes ces techniques nécessitent la présence intermittente ou continue d'un dispositif, qui permet le maintien de la gastrostomie ouverte et évite les fuites gastriques. Ces dispositifs sont multiples; initialement il s'agissait de cathéters rigides (bois, métal, caoutchouc). Ensuite ils ont été fabriqués en silicone, ce qui les rend plus souples et mieux tolérés par le patient. Pour éviter leur dislocation, ils possèdent un système d'amarrage intra-gastrique tel que : un champignon (Bard®), un ballonnet (Foley®, Mic-Key®), ou une forme spiralée du cathéter (« pig-tail ») et possèdent un système d'amarrage extra-gastrique (« cross-bar »). En 1982, Gauderer créa le premier dispositif à fleur de peau : le bouton de gastrostomie (BG). Actuellement, il en existe deux types : à champignon (Bard®) et à ballonnet (Mic-Key®). Il existe plusieurs types de complications liées à la technique opératoire, à la prise en charge et au matériel utilisé. Une comparaison des différentes techniques, matériaux utilisés et coûts engendrés est détaillée dans ce livre.
La **deuxième partie** de cet ouvrage est dédiée aux BG et plus spécifiquement au BG à ballonnet (Mic-Key®). Nous présentons les différents boutons et les techniques spécifiques. Le BG est inséré soit dans une gastrostomie préformée, soit directement lors de la confection d'une gastrostomie par laparotomie, laparoscopie ou par voie percutanée. Les complications liées au BG sont rapportées. D'autres utilisations digestives ou urologiques sont décrites. Nous présentons ensuite notre expérience avec 513 BG à ballonnet (Mic-Key®) dans une revue de 73 enfants. La pose du BG est effectuée dans une gastrostomie préformée sans recours à une anesthésie générale. La technique choisie pour la confection de la gastrostomie dépend de la pathologie de base, de l'état général du patient, de la nécessité d'une opération concomitante et du risque anesthésique. Nous apportons des précisions sur le BG telles que la dimension en fonction de l'âge, la durée de vie, et les causes qui ont amené au changement du BG. Nos résultats sont comparés à ceux de la littérature.
Sur la base de notre expérience et après avoir passé en revue la littérature spécialisée, nous proposons des recommandations sur le choix de la technique et le choix du matériel.
Ce travail se termine avec une réflexion sur le devenir de la gastrostomie. Si le futur consiste à améliorer et innover les techniques et les matériaux, des protocoles destinés à la standardisation des techniques, à la sélection des patients et à l'enseignement des soins devraient s'en suivre. La prise en charge de l'enfant ne se limite pas à la sélection appropriée de la technique et des matériaux, mais il s'agit avant tout d'une approche multidisciplinaire. La collaboration entre le personnel soignant, la famille et l'enfant est essentielle pour que la prise en charge soit optimale et sans risques.

La gastrostomie chez l'enfant

TABLE DES MATIERES

Table des abréviations……………………………………………………………….5

Table des tableaux……………………………………………………………………..6

Table des figures…………...………………………………………………………..7

But…..………………………………………………………………………………..9

Ière partie: Techniques de gastrostomie chez l'enfant

1. Définition 9
2. Survol historique: principes de confection de la gastrostomie 9
   - 2.1 Fistule gastro-cutanée spontanée 11
   - 2.2 Formation d'un «cône » gastrique 11
   - 2.3 Formation d'un canal à partir de la paroi gastrique antérieure 11
   - 2.4 Formation d'un tube par un lambeau de la paroi gastrique 12
   - 2.5 Formation d'un tube formé par interposition d'un segment intestinal ... 12
   - 2.6 Gastrostomie sans laparotomie 12
   - 2.7 Conclusion 13
3. Indications à la gastrostomie 14
   - 3.1 Décompression 15
4. Contre-indications à la gastrostomie 16
   - 4.1 Contre-indications liées à la technique 16
5. Matériel 17
   - 5.1 Cathéters à dispositif de rétention interne non gonflable. 17
   - 5.2 Cathéters à ballonnet 20
   - 5.3 Cathéter de gastro-jéjunostomie 21
   - 5.4 Cathéter en queue de cochon (« pig-tail ») 22
6. Techniques de gastrostomie 23
   - 6.1 Techniques par laparotomie 23
   - 6.2 Techniques percutanées 26
   - 6.3 Techniques par laparoscopie 33
   - 6.4 Jéjunostomie 37
   - 6.5 Gastropexie 37
   - 6.6 Fermeture de la gastrostomie 41
7. Comparaison des techniques 41
8. La gastrostomie dans des situations particulières 43
   - 8.1 Gastrostomie et reflux gastro-oesophagien 43
   - 8.2 Gastrostomie et drainage ventriculo-péritonéal 46
   - 8.3 Gastrostomie et dialyse péritonéale 46
   - 8.4 Gastrostomie chez les grands brûlés 47
   - 8.5 Gastrostomie chez l'enfant oncologique 48
   - 8.6 Gastrostomie et atrésie œsophagienne 49
9. Complications 52
   - 9.1 Complications liées à la chirurgie, prévention et traitement 53
   - 9.2 Complications liées aux soins de la stomie 59
   - 9.3 Complications liées au type de matériel 62
   - 9.4 Divers 67
   - 9.5 Classification des complications 68

IIème partie: Le bouton de gastrostomie: expérience avec le bouton à ballonnet (Mic-Key®)

10	**Généralités**	69
11	**Matériel**	69
11.1	BG à champignon (Bard®)	69
11.2	BG à ballonet (Mic-Key®)	72
11.3	« Changeable skin-level port-valve »	76
11.4	Bouton de gastro-jéjunostomie	77
11.5	Comparaison des dispositifs	78
12	**Techniques avec le BG**	79
12.1	Insertion à partir d'une gastrostomie préformée	79
12.2	De novo	81
12.3	Techniques laparoscopiques	84
13	**Autres utilisations du BG**	84
13.1	Bouton de jéjunostomie sur anse montée de type Roux-en-Y	84
13.2	Conversion du BG en gastro-jéjunostomie	85
13.3	Boutons de caecostomie	86
13.4	Fermeture temporaire de vesicostomie par BG	87
14	**Indications et contre-indications à l'utilisation du bouton de gastrostomie**	87
15	**Complications liées à l'utilisation du bouton de gastrostomie**	87
15.1	Complications liées à la technique	87
15.2	Complications liées au matériel	89
15.3	Complications liées aux soins	89
15.4	Complications selon les auteurs	90
16	**Expérience avec 513 boutons de gastrostomie à ballonnet (Mic-Key®)**	91
16.1	Introduction	91
16.2	Matériel et méthodes	91
16.3	Résultats	92
16.4	Complications	95
16.5	Discussion	97
16.6	Conclusions de l'étude	99
17	**Recommandations**	100
17.1	Choix de la technique	100
17.2	Choix du matériel	101
18	**Conclusion**	102
18.1	Réflexions sur le futur de la gastrostomie	102

Annexes 104

Bibliographie 106

TABLE DES ABRÉVIATIONS

AEDC	Alimentation Entérale à Débit Continu
AG	Anesthésie Générale
BG	Bouton de Gastrostomie
CH	Confédération Helvétique
CDP	Cathéter de Dialyse Péritonéale
CT	Computerised Tomography
CO_2	Dioxyde de Carbone
DVE	Dérivation Ventriculaire Externe
DVP	Dérivation Ventriculo-Péritonéale
EBD	Epidermolyse bulleuse dystrophique
FPG	Fluoroscopic Percutaneous Gastrostomy
Fr	French
GC	Gastrostomie Chirurgicale
GJ	Gastro-Jéjunostomie
Gy	Grey
IMC	Infirme Moteur-Cérébral
IR	Insuffisance Rénale
IRC	Insuffisance Rénale Chronique
LG	Laparoscopic/Laparotomic Gastrostomy
LLA	Leucémie Lymphocytaire Aiguë
MAR	Montage Antireflux
ORL	Oto-rhino-laryngologie
PEG	Percutaneous Endoscopic Gastrostomy
PEJ	Percutaneous Endoscopic Jéjunostomy
PG	Percutaneous Gastrostomy
PRG	Percutaneous Radiologic Gastrostomy
RGO	Reflux Gastro-Oesophagien
SNG	Sonde Naso-Gastrique
SNJ	Sonde Naso-Jéjunale
SOD	Sphincter Œsophagien Distal
TOGD	Transit Oeso-Gastro-Duodénal
US	Ultrasons
USA	United States of America
VCI	Veine Cave Inférieure

TABLE DES TABLEAUX

Tab. 1. Indications principales à la gastrostomie selon les auteurs 14
Tab. 2. Indications principales aux gastrostomies 15
Tab. 3. Méta-analyse comparant 3 techniques de gastrostomie : percutanée radiologique, percutanée endoscopique et chirurgicale laparotomique chez l'adulte. 41
Tab. 4. Comparaison entre techniques de gastrostomie chez l'enfant (PRG , PEG, GC) ... 42
Tab. 5. Analyse des coûts (en US$) pour la prise en charge d'une gastrostomie chez l'adulte, selon les différentes techniques 42
Tab. 6. Complications selon leur gravité 52
Tab. 7. Classification des complications 68
Tab. 8. Comparaison des complications selon le type de dispositif utilisé 78
Tab. 9. Comparaison entre BG à champignon (Bard®) et à ballonnet (Mic-key®) 79
Tab. 10. Complications des BG selon les auteurs 90
Tab. 11. Pathologies nécessitant une gastrostomie 92
Tab. 12. Techniques opératoires selon la pathologie de base 93
Tab. 14. Prix des dispositifs de gastrostomie (2006) 101

TABLE DES FIGURES

Fig. 1. Alimentation par une sonde de gastrostomie, 1887. 10
Fig. 2. Fistule gastro-cutanée 11
Fig. 3. Cône gastrique 11
Fig. 4. Conduit gastrique 11
Fig. 5. Tube gastrique 12
Fig. 6. Tube formé par interposition d'un segment intestinal 12
Fig. 7. Gastrostomie percutanée 12
Fig. 8. Michael W. Gauderer présentant le cathéter spécial pour PEG 13
Fig. 9. Indications à la gastrostomie selon les auteurs 14
Fig. 10. Sonde de gastrostomie en caoutchouc, 1888 17
Fig. 11. Cathéter spécial pour PEG antérograde 18
Fig. 12. Tiges d'introduction de cathéter de Pezzer lors de gastrostomie préformée 18
Fig. 13. Inverta PEG 19
Fig. 14. Cathéter de Malecot ancien avec dispositif de rétention interne rigide 19
Fig. 15. Cathéter de Malecot actuel: avec le dispositif de rétention interne verrouillable 19
Fig. 16. Cathéter à champignon Bard® Fastrac™ 20
Fig. 17. Cathéter de Foley 20
Fig. 18. Cathéter à ballonnet Mic-Key® 21
Fig. 19. Cathéter Flexiflo 21
Fig. 20. Comparaison entre les cathéters à ballonnet et à champignon 21
Fig. 21. Cathéter gastro-jéjunal 21
Fig. 22. Pig-tail : une fois introduit peut être verrouillé en spirale 22
Fig. 23. Technique de gastrostomie selon Stamm 23
Fig. 24. Gastrostomie de Stamm avec propriétés antireflux 24
Fig. 25. Gastrostomie selon Witzel 24
Fig. 26. Gastrostomie avec tube gastrique: différentes approches pour construire le tube 25
Fig. 27. PEG : technique percutanée antérograde 26
Fig. 28. PEG par « push technique » 28
Fig. 29. PRG rétrograde 30
Fig. 30. Technique de PGR rétrograde chez un enfant ayant une atrésie œsophagienne sans fistule. 32
Fig. 31. Technique de Stamm laparoscopique 33
Fig. 32. Gastrostomie laparoscopique par 2 trocarts 34
Fig. 33. Technique laparoscopique selon Janaway 35
Fig. 34. PEG sous vision laparoscopique 36
Fig. 35. PEG rétrograde vidéo-assistée 36
Fig. 36. Gastro-jéjunostomie 37
Fig. 37. Gastropexie laparoscopique par 4 points en « U » 38
Fig. 38. Gastropexie laparoscopique par 3 points en « U » 38
Fig. 39. Gastropexie endoscopique par points en « U » 38
Fig. 40. Ancrages en T 39
Fig. 41. Gastropexie par ancrages en T 39
Fig. 42. Ancrages de Cook® 40
Fig. 44. RGO post gastrostomie (selon les auteurs) 45
Fig. 45. Dissociation oesophago-gastrique 46
Fig. 46. PEG à travers une brûlure de 3ème degré, greffée et cicatrisée 47
Fig. 47. PEG à travers une brûlure non cicatrisée 48
Fig. 48. Gastrostomie « semi-étanche » 49
Fig. 49. « Gastrostomie thoracique » dans les atrésies œsophagiennes à « long gap » 50
Fig. 50. « Gastrostomie thoracique » 50
Fig. 51. Types de complication selon les auteurs 53
Fig. 52. Housse amovible de protection du cathéter spécial pour PEG 54

Fig. 53. Insertion du cathéter protégé par la housse. 55
Fig. 54. Mécanisme de lésion œsophagienne lors de la « pull-PEG » 56
Fig. 55. Opacité du côlon transverse lors de la transillumination gastrique. 57
Fig. 56. Guides flexibles pour désobstruer le cathéter d'alimentation 60
Fig. 57. Mouvements de pivot du cathéter. 62
Fig. 58. Technique de remplacement de cathéter de gastrostomie. 62
Fig. 59. Fistule gastro-iléo-cutanée par migration externe du cathéter. 65
Fig. 60. Pièce chirurgicale montrant le dispositif de rétention interne localisé dans la paroi abdominale. 65
Fig. 61. Fixation du fil au cathéter restant 66
Fig. 62. Le champignon est retiré par endoscopie à l'aide du fil noué. 66
Fig. 63. BG à champignon (Bard®) 69
Fig. 64. Bard® Button Kit: les accessoires. 70
Fig. 65. BG à champignon avec les prolongateurs: détails du site de connexion. 70
Fig. 66. Adaptateur de la tubulure de décompression 71
Fig. 67. Le Gastro-port™ 71
Fig. 68. BG à ballonnet (Mic-key®) 72
Fig. 69. BG Mic-key: site d'alimentation 72
Fig. 70. Prolongateur SECUR-LOK® 73
Fig. 71. Prolongateur BOLUS-FEEDING. 73
Fig. 72. Site d'alimentation des prolongateurs 74
Fig. 73. Adaptateurs à verrouillage 74
Fig. 74. Gamme complète des prolongateurs du Bolus-Feeding et Secur-Lok. 74
Fig. 75. BG à ballonnet Corflo-Cubby® 75
Fig. 76. BG A ballonnet Hide-A-Port™ 75
Fig. 77. BG à ballonnet Mini™ Button (AMT) 75
Fig. 78. BG à ballonnet Freka® 76
Fig. 79. Dual Port Wizard® Low-Profile Gastrostomy Device 76
Fig. 80. « Changeable skin-level port-valve » 77
Fig. 81. Gauderer Genie™ Système. 77
Fig. 82. Bouton de jéjunostomie trans-gastrique 78
Fig. 83. Mesureur pour BG à champignon, Bard® 80
Fig. 84. Mécanisme d'insertion d'un BG à champignon 80
Fig. 85. Mesureur pour BG de Mic-Key®. 81
Fig. 86. Gastrostomie laparotomique pour BG selon Stamm modifiée 82
Fig. 87. BG pour pull-PEG. 82
Fig. 88. Gastropexie et introduction de l'aiguille et du mandarin dans la lumière gastrique. 83
Fig. 89. Fixation des fils de gastropexie sur les ailettes du bouton. 83
Fig. 90. Confection de gastrostomie avec un BG par laparoscopie 84
Fig. 91. Technique de confection du bouton de jéjunostomie 85
Fig. 92. Technique de conversion d'un BG en gastro-jéjunostomie 86
Fig. 93. Répartition par âge et sexe des enfants au moment de la confection de la gastrostomie 92
Fig. 94. Distribution des BG selon leurs dimensions 94
Fig. 95. Distribution de la longueur des BG en fonction de l'âge 95
Fig. 96. Distribution de la taille des BG en fonction de l'âge 95
Fig. 97. Courbe d'estimation Kaplan-Meier pour les BG défectueux 95
Fig. 98. Causes de substitution du bouton de Mic-Key (série Lausannoise) 96
Fig. 99. Comparaison des causes de remplacement du BG à ballonnet selon les auteurs... 98
Fig. 100. Choix technique pour la confection d'une gastrostomie : alogrithme proposé 100

La gastrostomie chez l'enfant
Historique, techniques, dispositifs.
Expérience avec le bouton de gastrostomie à ballonnet
Noemi Centeno Wolf

But

Ce travail comprend deux parties :

La première partie a pour but de présenter une revue des techniques de gastrostomies en décrivant l'historique, les indications, les contre-indications, les types des techniques, le matériel utilisé et les complications.

La deuxième partie plus spécifique est dédiée à la présentation des boutons de gastrostomie et en particulier le type à ballonnet (Mic-Key®). Notre expérience, avec ce dispositif, est présentée par une revue de 73 enfants. Cette présentation est suivie par une comparaison avec les données de la littérature et des recommandations sur le choix de la technique et du matériel.

-PREMIERE PARTIE-
TECHNIQUES DE GASTROSTOMIE

1 Définition

Gastrostomie, provient du grec « γαστερ » (= « gaster ») et « στομουν » (= « stomoun »), le premier signifie estomac et le deuxième signifie ouverture ou bouche. Il s'agit de la création par voie chirurgicale d'un tractus fistuleux entre l'estomac et la paroi abdominale. Elle est principalement utilisée pour l'alimentation entérale et pour la décompression gastrique.

2 Survol historique: principes de confection de la gastrostomie

La gastrostomie est l'une des plus anciennes opérations abdominales, toujours utilisée de nos jours. Historiquement les premières gastrostomies furent d'origine traumatique ou infectieuse. Daniel Schwaben (1635) décrivit la formation d'une fistule gastrique après avoir enlevé de l'estomac un couteau avalé. Le cas plus connu de fistule gastrique est celui d'Alexis St. Martin, qui en 1822 fut blessé par une balle à l'estomac. Il fut étudié par W. Beaumont qui décrivit les bases de la physiologie gastrique.
La gastrostomie chirurgicale fut décrite pour la première fois par Egeberg en 1837. Sedillot réalisa les premières gastrostomies chez l'homme en 1849 et 1858 sans succès (patients décédés). Il utilisa pour la première fois les expressions « gastrostomie fistuleuse» et ensuite « gastrostomie ». En 1853, Fenger accomplit la troisième opération connue. Les

autres pionniers furent Cooper Forster (1858), Van Thadden (1866), Maury (1869), Skliffassofsky (1879). Les premières gastrostomies couronnées de succès (survie des patients) sont attribuées à Jones (1875), Verneuil (1876), Schoenborn (1876), Trendelenburg (1877), et Staton (1880). Les patients de Verneuil, Trendelenburg, et Staton furent des enfants qui avaient avalé des produits corrosifs. Verneuil fut le premier auteur ayant réalisé une gastrostomie chez un adolescent de 17 ans victime d'une brûlure caustique de l'œsophage.

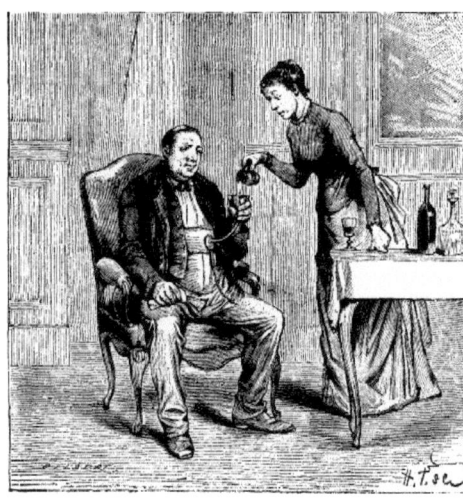

Fig. 1. Alimentation par une sonde de gastrostomie, 1887[1].

Les premières gastrostomies furent effectuées sur des chiens avec un taux élevé de succès. Mais, quand la même opération fut effectuée sur l'homme, elle se solda par un échec. Le facteur principal d'échec était sans doute lié au fait que ces procédures étaient effectuées trop tard, chez des patients très malades ou mal nourris, parfois avec un cancer œsophagien. Ce n'est donc pas une coïncidence si les premiers patients à avoir survécu étaient des enfants, en particulier après ingestion de caustiques.

Une fois résolus les problèmes techniques de réalisation, la plus grande difficulté était liée à la fuite du contenu gastrique par la fistule. Pour obtenir un contrôle adéquat, Sedillot employa une canule métallique, recouverte par un bouchon pour éviter les fuites. Staton utilisa un tube en caoutchouc rigide. D'autres techniques plus récentes avec des canules courtes ont été employées.

Six techniques principales ont été utilisées. Elles sont décrites selon un ordre chronologique :

2.1 Fistule gastro-cutanée spontanée

Survenant après accident ou infection

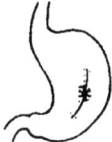
Fig. 2. Fistule gastro-cutanée[2]

2.2 Formation d'un «cône» gastrique

Les **fistules gastro-cutanées** ne pouvaient être compatibles avec la survie du patient que si le tractus fistuleux était étroit et la perte de nutriment et de jus gastrique limitée.

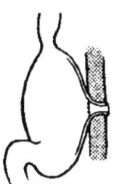 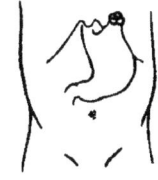
Fig. 3. Cône gastrique [2]

Il s'agit de la méthode la plus ancienne de confection d'une gastrostomie. La paroi gastrique antérieure est amenée au travers de l'incision et la base du cône est suturée au péritoine pariétal. Une ouverture de l'estomac est effectuée à l'apex du cône, soit lors de la procédure initiale, soit quelques jours plus tard. Les pionniers de cette technique furent Sedillot (1845) et Fenger. Le problème majeur étant la présence de fuites, d'autres variantes de la technique furent essayées pour y remédier:
a. Utilisation du muscle droit de l'abdomen comme sphincter pour comprimer le cône.
b. Port du cône gastrique à travers un espace intercostal entre les cartilages adjacents.
c. Placement du cône gastrique de façon oblique à travers les muscles, le fascia ou sous la peau.
d. Rotation du cône gastrique pour créer un effet de torsion.

Même si des techniques telles que la confection d'un cône étaient efficaces pour la continence gastrique, elles furent substituées par des gastrostomies utilisant des cathéters. Une autre forme de continence fut obtenue par la confection de valves à la base du cône.

2.3 Formation d'un canal à partir de la paroi gastrique antérieure

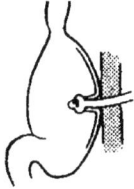
Fig. 4. Conduit gastrique[2]

Formation d'un conduit non couvert par de la muqueuse gastrique ou par de la peau. Il est couvert partiellement par la séreuse. Même si la continence pour les liquides est obtenue, un cathéter doit rester dans le conduit pour éviter sa fermeture spontanée.

2.4 Formation d'un tube par un lambeau de la paroi gastrique

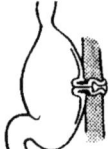
Fig. 5. Tube gastrique[2]

Un tube vascularisé couvert de muqueuse gastrique est ramené à la peau. L'accès à la lumière gastrique est permis grâce à des cathétérismes intermittents.
a. Tube formé par un lambeau de la paroi gastrique antérieure.
b. Tube formé par un lambeau de la paroi gastrique antérieure et postérieure (situé sur la grande courbure).
c. Une valve antireflux peut être ajoutée à la base du tube.

Le développement d'un tube gastrique eut pour but d'éviter la présence continue d'un cathéter ou d'une canule. Depage fut un pionnier de cette technique (1901). Le bénéfice de cette technique était réduit par la difficulté de sa réalisation, nécessitant une longue suture gastrique. L'arrivée des agrafeuses automatiques a beaucoup facilité cette technique en assurant des sutures étanches d'emblée.

2.5 Formation d'un tube formé par interposition d'un segment intestinal

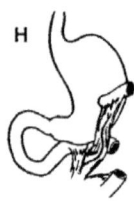
Fig. 6. Tube formé par interposition d'un segment intestinal[2]
a. Un segment de grêle est placé entre la paroi gastrique antérieure et la paroi abdominale.
b. Interposition en utilisant un segment de côlon.

Cette technique -malgré la nécessité d'effectuer une résection-anastomose digestive- a été largement utilisée par les chirurgiens contemporains.
Pour assurer l'étanchéité entre l'estomac et la paroi abdominale, presque toutes les techniques d'interposition incluent la fixation de la séreuse gastrique ou du conduit à la paroi abdominale. Une variante de la technique a été imaginée par Dragstedt, où l'épiploon est placé entre la séreuse gastrique et la paroi abdominale, autour d'une canule sans fixation directe de l'estomac.

2.6 Gastrostomie sans laparotomie[2]

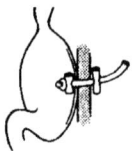
Fig. 7. Gastrostomie percutanée

Par cette technique un cathéter est placé directement par voie percutanée sous contrôle endoscopique (Percutaneous Endoscopic Gastrostomy, PEG). La méthode est basée sur le principe du rapprochement sans suture de la séreuse gastrique à la paroi abdominale, tenue en place par le tube, le temps que des adhérences se constituent. Il s'agit de la première technique sans laparotomie décrite par Gauderer en 1979. Cette technique, fut réalisée pour la première fois à l'hôpital de Cleveland (Ohio, USA) sur un nourrisson de 5 mois ayant un grave trouble neurologique ne lui permettant pas de déglutir. Elle fut par la suite introduite chez la population adulte.

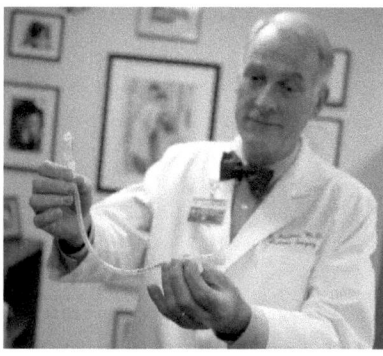

Fig. 8. Michael W. Gauderer présentant le cathéter spécial pour PEG

Ce chirurgien pédiatre de Cleveland (Ohio, USA)[2,3,4], motivé par une grande population pédiatrique (surtout les infirmes moteur-cérébraux = IMC), rechercha une méthode simple et sûre. Elle se base sur les trois critères suivants :

1. Contrôle de l'endroit de positionnement de la gastrostomie sur l'estomac (fibroscopie souple)
2. Protection des organes voisins d'une lésion accidentelle (côlon, foie)
3. Accolement fiable de la séreuse gastrique à la paroi abdominale

L'évolution de cette technique a porté à des multiples variantes telles que la technique endoscopique rétrograde (« push »), les techniques radiologiques (par fluoroscopie et ultrasonographie) et enfin les techniques assistées par la laparoscopie.
Actuellement elle est répandue dans tout le monde et le mot PEG est devenu presque synonyme de gastrostomie. Aux USA on pratique environ 280'000 PEGs par année dont environ 4 % chez l'enfant (MIS Data-Base, Plymouth Meeting, PA, USA).

2.7 Conclusion

Ce survol historique des différentes méthodes utilisées pour construire des gastrostomies, démontre la grande multiplicité des possibilités techniques qui ont été tentées. On pourrait se demander comment il est possible à l'heure actuelle, de faire un choix judicieux parmi tous ces procédés. Seule la connaissance des différentes méthodes, avec leurs variations techniques, leurs avantages, leurs inconvénients et surtout leurs écueils, peut permettre au chirurgien de faire le choix le moins hasardeux dans une situation donnée.

3 Indications à la gastrostomie

La nutrition entérale est la meilleure voie d'alimentation pour le patient pour autant que l'intestin soit perméable. Lorsque le patient est incapable de déglutir ou de recevoir un apport calorique suffisant, une alimentation entérale « artificielle » est nécessaire. Si ces incapacités sont temporaires (< 3 mois) on utilise de préférence une sonde naso-gastrique ou naso-jéjunale. Par-contre si l'incapacité de s'alimenter est permanente ou chronique, la confection d'une gastrostomie peut devenir le meilleur choix.

Les indications principales à la gastrostomie sont donc celles de la nutrition entérale de l'enfant qui ne peut pas déglutir et d'un besoin calorique accru dans certaines maladies chroniques (Table 1 et fig. 9). D'autres indications plus rares, sont la nécessité d'une diète particulière, la prise de certains médicaments lors de malabsorption ou de maladies métaboliques et la décompression gastrique (table 1). La gastrostomie permet en outre l'accès direct à l'estomac pour la gastroscopie, la dilatation œsophagienne ou la cathétérisation duodénale.

Tab. 1 Indications principales à la gastrostomie selon les auteurs

Auteurs	Année	n. enfants	Troubles de la déglutition	Besoins caloriques accrus	Autres
Gauderer[2]	1986	90	82	6	2
Gauderer[5]	1992	283	206	54	23
Sampson[6]	1996	141	101	14	26
Beherens[7]	1997	139	103	28	8
Humphrey[8]	1997	28	13	9	7
Khattak[9]	1998	120	74	30	16
Sulaeman[10]	1998	85	79	6	-
Arnbjörnsson[11]	1999	98	54	44	-
Ségal[12]	2000	110	43	35	32
Razeghi[13]	2002	68	47	17	4
Samuel[14]	2002	64	46	14	4
Saitua[15]	2003	81	72	5	4
Zamakhshary[16]	2004	119	105	10	4
Friedman[17]	2006	208	98	81	29
Backman[18]	2006	53	27	26	-
Total (%)		1687 (100)	1150 (68)	379 (22)	159 (10)

Fig. 9. Indications à la gastrostomie selon les auteurs

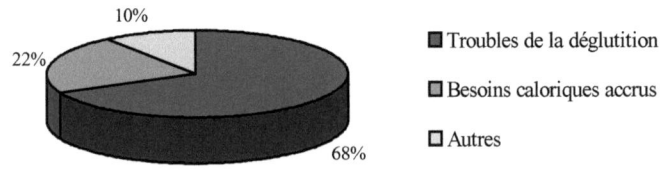

Tab. 2 Indications principales aux gastrostomies

Troubles de la déglutition
IMC
Lésion cérébrale centrale ou médullaire cervicale (avec dysmotilité oro-pharyngée)
Malformations oropharyngées et laryngopharyngées complexes
Tumeurs cervicales (lymphangiome kystique, hygrome kystique géant,…)
Fentes faciales
Traumatismes faciaux
Myopathies
Autres désordres neurologiques
Apport calorique insuffisant (maladies chroniques)
Cardiopathies congénitales
Néoplasies
Mucoviscidose
Insuffisance respiratoire (dysplasie broncho-pulmonaire,…)
Insuffisance rénale chronique
Troubles de la motilité œsophagienne
Atrésie des voies biliaires
SIDA
Troubles digestifs complexes (alimentation à débit continu)
Malabsorption
Syndrome de l'intestin court
Diarrhées chroniques
Maladie de Crohn
Lymphangiomatose intestinale
Syndrome d'hypomobilité intestinale
Syndrome de pseudo-obstruction
Exigences nutritionnelles particulières
Prise médicamenteuse (par exemple: la Cholestyramine dans le Syndrome d'Alagille)
Diète désagréable (colite eosinophilique, lors d'allergies alimentaires multiples)
Maladies métaboliques (cystinose)
Autres
Dysautonomie familiale
Malformations congénitales multiples
Décompression
Sténose caustique de l'œsophage
Trauma abdominal majeur
Adhérences abdominales multiples

3.1 Décompression[2,19]

La décompression a son intérêt chez l'enfant présentant une distension gastrique aigue (« bloating ») post chirurgie antireflux, s'il est incapable d'éliminer l'air par voie œsophagienne. Si l'enfant peut se nourrir correctement par voie orale, une SNG sera suffisante pour vider l'estomac. Par contre en cas de troubles de la déglutition et nutrition par gastrostomie, celle-ci peut être utilisé pour décomprimer l'estomac. Certains enfants présentent une dyskinésie gastrique ou un obstacle duodénal (« gastric outlet obstruction ») avec nécessité de décompression répétitive ou continue de l'estomac. Ces enfants bénéficient le plus souvent d'une combinaison de décompression gastrique et d'alimentation par sonde gastro-jéjunale.

Une décompression par SNG chronique est fortement déconseillée à cause du risque accru de broncho-aspiration sur reflux gastro-oesophagien (RGO) et de l'augmentation de sécrétions salivaires liées à l'irritation oro-pharyngienne par la sonde[19].

4 Contre-indications à la gastrostomie

Pour que l'alimentation par gastrostomie soit possible, l'intestin doit être perméable et fonctionnel. Tout iléus mécanique ou paralytique est une contre-indication absolue à la nutrition entérale. Des troubles d'absorption graves (diarrhées sévères), des fuites digestives à haut débit (fistules cutanés) sont également une contre-indication. La nutrition entérale peut aggraver une pancréatite. L'état général du patient peut être gravement atteint rendant l'anesthésie hasardeuse (choc septique, insuffisance cardio-pulmonaire).

Si le pronostic de la pathologie de base n'est pas amélioré par la nutrition par gastrostomie ou si le patient ou son tuteur légal ne souhaite pas ce type d'alimentation, une gastrostomie ne doit être proposé qu'en accord avec les status de l'hôpital et des lois en vigueur.

4.1 Contre-indications liées à la technique

Techniquement la gastrostomie laparotomique ou gastroscopique est toujours possible, si l'état du patient le permet et s'il n'y a pas de contre-indication à l'anesthésie. Par contre la PEG comporte des étapes telles que l'endoscopie pour la transillumination gastrique et le passage du cathéter à travers l'œsophage, manœuvres qui peuvent être impossibles à effectuer[20,21,22].

Impossibilité d'effectuer une gastroscopie ou de passer le cathéter:

- ✓ Pathologies ORL (obstruction par des tumeurs, trismus, chirurgie ORL récente)
- ✓ Obstruction œsophagienne (malformative, tumorale, sténose caustique)
- ✓ Compression œsophagienne extérieure
- ✓ Enfants < 3 kg
- ✓ Epidermolyse bulleuse

Impossibilité de visualiser l'estomac par transillumination:

- ✓ Interposition intestinale (côlon)
- ✓ Adhérences
- ✓ Obésité morbide
- ✓ Estomac haut situé sous le rebord costal (microgastrie, scoliose, paralysie diaphragmatique)
- ✓ Cicatrices abdominales chirurgicales
- ✓ Séquelles de malformations de la paroi abdominale (par exemple : omphalocèle, laparoschisis)
- ✓ Hépatomégalie

Autres contre-indications:

- ✓ Ascite sévère
- ✓ Infections intra abdominales
- ✓ Troubles de la coagulation

5 Matériel

Historiquement Staton (auteur de la première gastrostomie couronnée de succès aux USA) a utilisé un tube de caoutchouc large et rigide qui ressemblait à une bobine en bois. Sedillot employa une canule métallique avec un bouchon, de même que Dragstedt 80 ans plus tard.

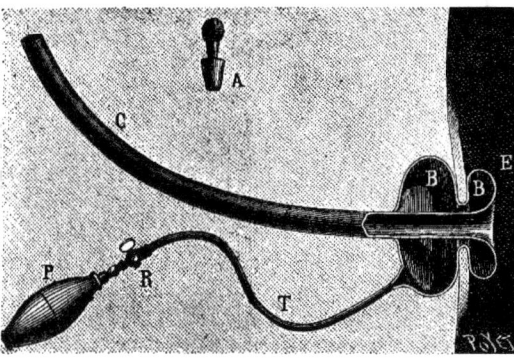

Fig. 10. Sonde de gastrostomie en caoutchouc, 1888[1].
A : bouchon du site alimentaire
B,B' : Ballonnet
C : Sonde
T : tube pour l'inflation du ballonnet
P : « poire » pour gonfler le ballonnet
R : valve antireflux pour maintenir le ballonnet gonflé

En général on préfère aujourd'hui des cathéters de silicone (matériel de longue durée non irritant) au latex. Ces cathéters sont fixés à la peau par des méthodes variées telles que des points de suture, du ruban adhésif, un ballonnet ou une barre (« cross-bar »). Les sutures irritent la peau et peuvent la cisailler, le ruban adhésif nécessite des changements fréquents et peut engendrer l'accumulation de moisissures, ou de micro-organismes. Ce type de fixation est à l'heure actuelle obsolète car remplacé par des nouveaux dispositifs mieux adaptés et non irritants.

5.1 Cathéters à dispositif de rétention interne non gonflable[2].

Ce cathéter est composé d'un tube de silicone, avec à son extrémité interne un dispositif de rétention en champignon (Pezzer), croix ou disque. A son extrémité externe il présente un site d'alimentation avec un capuchon. Il ne possède pas de valve antireflux, donc le capuchon est le seul dispositif pour éviter les fuites du contenu digestif. Il n'est utilisé que pour les techniques percutanées antérogrades ou introduit dans une gastrostomie performée à l'aide d'une tige.
Pour permettre son utilisation percutanée, l'extrémité proximale est fusiforme, liée à une boucle d'acier qui permet l'amarrage du cathéter et son glissement a travers la paroi abdominale. Une fois le cathéter positionné, l'extrémité fusiforme est coupée et un dispositif pour permettre l'alimentation est inséré.
Ce cathéter a l'avantage d'avoir une longue durée de vie, avec un risque d'arrachement accidentel faible. Par contre son insertion dans une gastrostomie préformée est douloureuse et nécessite chez l'enfant une anesthésie générale.

Fig. 11. Cathéter spécial pour PEG antérograde

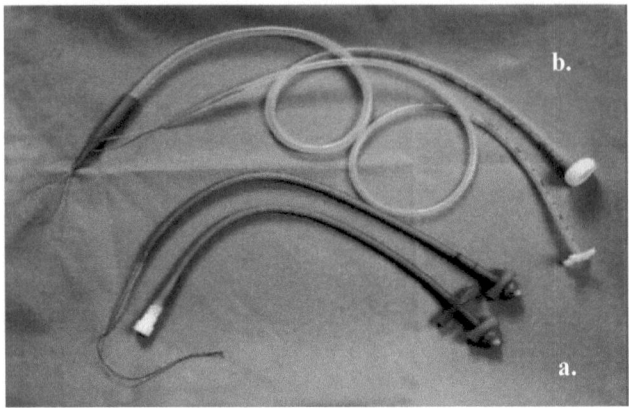

a. Premier cathéter spécial pour PEG pédiatrique. Avant et après son insertion. Il est issu de l'assemblage d'un cathéter de Pezzer avec une canule fusiforme (Medicut™). Son extrémité interne possède un dispositif de rétention (champignon), renforcé par une barre perpendiculaire (« cross-bar »), pour éviter un déplacement accidentel. Une deuxième barre permettra la fixation au niveau cutané.
b. Cathéter spécial pour PEG actuel (pédiatrique de 15 Fr et adulte de 20 Fr)

Fig. 12. Tiges d'introduction de cathéter de Pezzer lors de gastrostomie préformée.

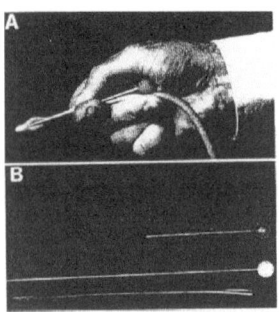 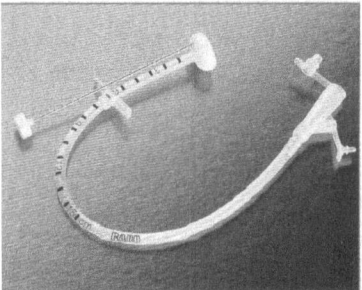

A et B : vieux modèles.
C :. modèle actuel.

5.1.1 Inverta-PEG

Il s'agit d'un cathéter type Pezzer qui possède un champignon qui peut s'inverser lors qu'il est retiré. Ce champignon doit être assez rigide pour ne pas se déplacer involontairement, mais doit céder et s'inverser sous une certaine pression de traction.
L'avantage est de ne pas devoir effectuer une endoscopie pour le retirer comme c'est le cas pour les cathéters à champignon type Pezzer. Des complications telles que la lacération de la gastrostomie lors de la traction pour retirer le cathéter ou le déplacement involontaire sont décrites[23].

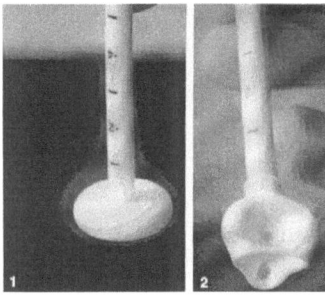

Fig. 13. Inverta PEG.
1. Champignon de l'Inverta-PEG avec une conformation normale.
2. Champignon inversé après qu'il ait été retiré.

5.1.2 Cathéter de Malecot

Il s'agit d'un cathéter en silicone avec un dispositif de rétention interne en croix. Son utilisation est surtout urologique (néphrostomie). Initialement le dispositif en croix était rigide, ne permettant son utilisation que lors de procédures percutanées antérogrades (ou par voie ouverte). Actuellement ce dispositif peut s'émousser grâce à une tige intraluminale pour être introduit par la méthode de Seldinger. Une fois introduit, il peut être verrouillé en forme de croix.

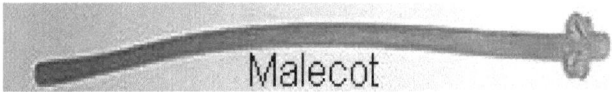

Fig. 14. Cathéter de Malecot ancien avec dispositif de rétention interne rigide

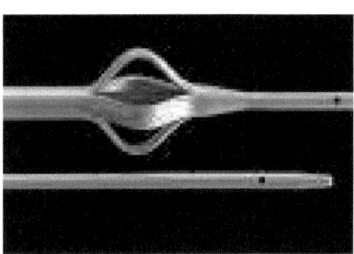

Fig. 15. Cathéter de Malecot actuel: avec le dispositif de rétention interne « verrouillable ». En bas : position d'introduction, en haut : position verrouillée.

5.1.3 Cathéter à champignon Bard® Fastrac™

Il s'agit de la dernière génération des cathéters à champignon. Le dispositif de rétention interne est un hybride, composé d'un champignon avec un compartiment gonflable. Lors de son ablation, une fois dégonflé, il peut être extrait avec 50 % moins de force par rapport aux cathéters classiques, sans avoir recours à l'endoscopie. Un autre avantage est la courbure de 90° au niveau de son dispositif de rétention externe, qui le rend plus agréable au niveau de la paroi abdominale.
Malheureusement il est fabriqué actuellement avec une taille unique de 20 Fr, ce qui le rend utilisable uniquement chez le grand enfant.

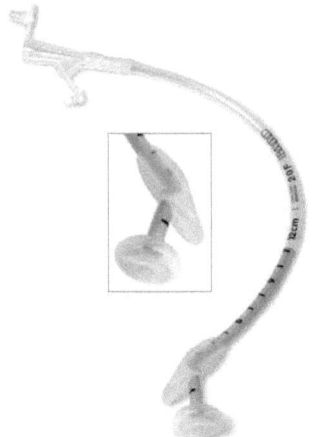
Fig. 16. Cathéter à champignon Bard® Fastrac™

5.2 Cathéters à ballonnet

Ce cathéter est composé d'un tube de silicone avec à son extrémité interne un dispositif de rétention à ballonnet. Initialement il s'agissait de cathéters urinaires (Foley), sans dispositif de rétention externe, ni de dispositif d'alimentation spécifique (il fallait un adaptateur). Actuellement il existe des cathéters à ballonnet exclusivement créés pour l'alimentation par gastrostomie. Ils possèdent un dispositif de rétention cutanée, des sites pour l'inflation du ballonnet, la prise alimentaire et la prise de médicaments. Ce genre de cathéter est utilisé pour toutes les techniques de gastrostomie utilisant la méthode de Seldinger (voie rétrograde) ou lors d'une gastrostomie préformée.
Par rapport au cathéter à champignon, il a l'avantage d'être facilement inséré même dans une gastrostomie préformée. Par contre il a une durée de vie plus courte due à la rupture du ballonnet ou à son obstruction (diamètre interne de taille inférieure : fig. 20). Le ballonnet diminue considérablement le volume intra-gastrique résiduel chez le petit enfant.

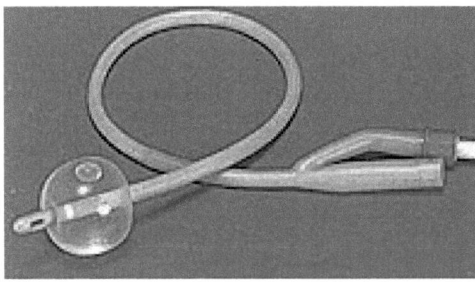
Fig. 17. Cathéter de Foley

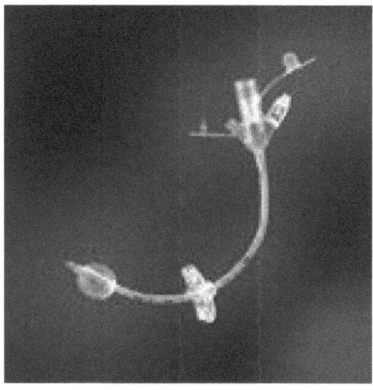
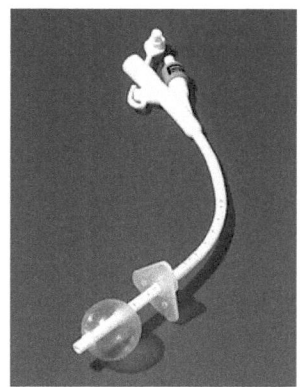

Fig. 18. Cathéter à ballonnet Mic-Key®   Fig. 19. Cathéter Flexiflo

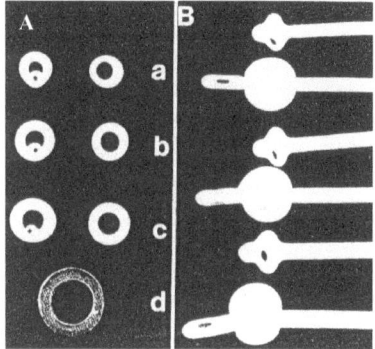

Fig. 20. Comparaison entre les cathéters à ballonnet et à champignon, selon les différentes tailles : a.14 Fr, b.16 Fr, c. 18 Fr, d. section d'un bouton de gastrostomie de 28 Fr².

A : La section des cathéters montre que le cathéter de Foley (à gauche) a une lumière plus petite.

B: Le ballonnet occupe plus de volume.

Deux désavantages pour les gastrostomies chez l'enfant.

5.3   Cathéter de gastro-jéjunostomie

Ce cathéter à ballonnet possède une double lumière, qui permet la décompression gastrique et la nutrition entérale. Il est introduit dans une gastrostomie préformée et guidé vers le jéjunum par fluoroscopie ou par endoscopie. Il est indiqué surtout pour la nutrition entérale chez des enfants ayant un reflux gastro-oesophagien lorsqu'un montage antireflux est trop risqué ne permettant pas une alimentation gastrique. Le cathéter permet en même temps une décompression gastrique.

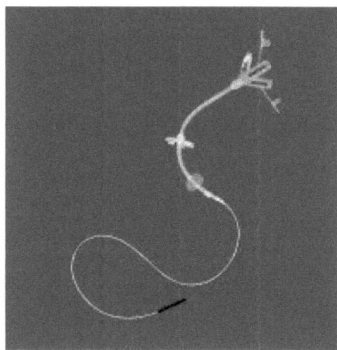

Fig. 21. Cathéter gastro-jéjunal

5.4 Cathéter en queue de cochon (« pig-tail »)

Utilisé principalement en urologie, le « pig-tail » est un cathéter en silicone avec une extrémité coudée, qui permet, une fois introduit dans l'estomac par la méthode de Seldinger, un certain ancrage. En raison de son petit calibre et de la difficulté de fixation à l'abdomen, il n'est que rarement utilisé lors de la chirurgie fluoroscopique.

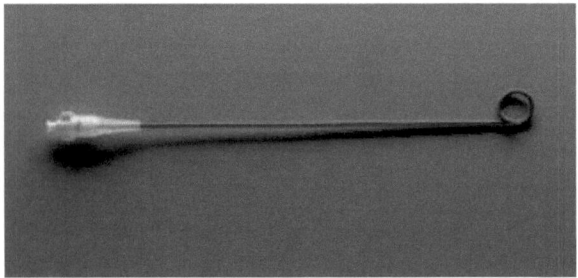

Fig. 22. Pig-tail : une fois introduit peut être verrouillé en spirale

6 Techniques de gastrostomie

Après avoir décrit le principe de différentes gastrostomies et leurs indications, nous décrivons les modalités de leur réalisation technique.

6.1 Techniques par laparotomie

6.1.1 Technique selon STAMM

Cette gastrostomie fut décrite en 1894. Il s'agit historiquement de la technique la plus répandue pour la construction de stomies temporaires et permanentes chez l'enfant comme chez l'adulte, jusqu'à l'arrivée dans les années '80, des techniques percutanées.
Le principe se base sur la confection sur la paroi gastrique de deux sutures concentriques autour d'un tube de gastrostomie qui produisent une invagination recouverte de séreuse.
Cette intervention peut être effectuée sous anesthésie générale ou locale.

Principe de la technique :

L'approche abdominale chez l'enfant est obtenue par une incision, soit médiane soit transverse, dans l'hémiabdomen gauche (Fig. 23 A). Les fascias sont incisés transversalement et le muscle est écarté. Quand l'estomac n'est pas visualisé, une traction sur le grand épiploon vers le bas permet de mettre en évidence le côlon transverse et l'estomac. L'endroit de confection de la gastrostomie peut être critique chez l'enfant. On saisit la paroi gastrique antérieure avec une pince atraumatique (ou par des sutures de traction) en s'assurant que la paroi postérieure n'a pas été saisie. Deux bourses concentriques sont effectuées autour de l'emplacement sélectionné (Fig. 23 B). La paroi gastrique est incisée à l'intérieur de la suture interne et après avoir soigneusement contrôlé l'hémostase. Puis on introduit un cathéter soit à ballonnet soit à champignon (Fig. 23 C). Les bourses sont serrées l'une après l'autre pour inverser la paroi séro-musculaire autour du tube. Bien que l'extériorisation du cathéter par l'incision initiale ait été décrite, il est préférable de créer une sortie séparée au niveau de la paroi abdominale (Fig. 23 D). L'endroit optimal sur la paroi abdominale devrait être à distance du bord costal pour éviter la douleur produite par la pression du tube sur le cartilage costal. Une fois l'endroit choisi, on fixe la paroi gastrique antérieure (gastropexie) à la face interne du péritoine par 4 sutures équidistantes (Fig. 23 E). Une méthode alternative pour la gastropexie consiste à placer une suture continue. En exerçant une traction délicate sur le cathéter, la position intra-gastrique est maintenue. Enfin, on fixe le cathéter à la peau (Fig. 23 F).

Fig. 23. Technique de gastrostomie selon Stamm[5]

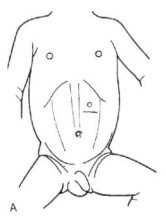
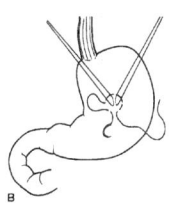
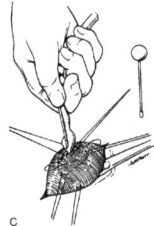

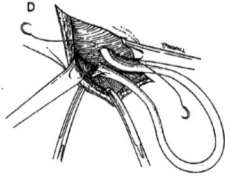 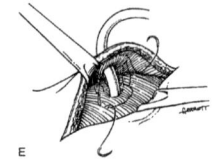 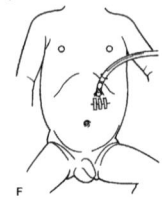

Plusieurs variantes à cette technique ont été décrites. Une variante attrayante du point de vue esthétique chez le patient pédiatrique, est l'approche par incision ombilicale[24].

6.1.1.1 Technique de Stamm avec propriétés antireflux

Fig. 24. Gastrostomie de Stamm avec propriétés antireflux[25].

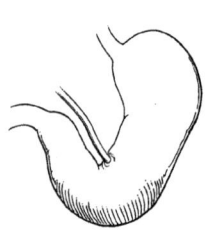

Stringel[26] a décrit la pose d'une gastrostomie sur la petite courbure gastrique. Cette technique diminue le risque de reflux gastro-oesophagien (RGO). Du fait de la traction vers le bas sur la petite courbure, l'angle de His est refermé et la longueur de l'œsophage abdominal est accrue. Seekri[25] compare les deux techniques (gastrostomie de Stamm sur la grande, versus la petite courbure) sur un modèle animal en obtenant les mêmes résultats que Stringel. La même gastrostomie a été également décrite par voie laparoscopique (voir plus loin).

6.1.2 Technique selon WITZEL

Cette technique, qui a précédé celle de Stamm, consiste en la confection d'un manchon séro-musculaire antérieur qui entoure le cathéter. Le tube s'étend dans ce manchon sur la paroi gastrique. L'estomac est ensuite accolé à la paroi abdominale.

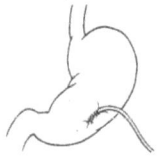

Fig. 25. Gastrostomie selon Witzel

6.1.3 Technique selon Dragstedt

Cette méthode est identique à celle de Stamm pour ce qui concerne le positionnement et la fixation du cathéter. Sa caractéristique se base sur le fait que la paroi gastrique n'est pas fixée à la paroi abdominale. L'épiploon est utilisé pour entourer le cathéter dans sa portion intrapéritonéale en créant un tube épiploïque entre l'estomac et la paroi abdominale antérieure. Cette technique ne peut être utilisée que si le grand épiploon est suffisant pour permettre la formation d'un pont étanche. Elle est donc impossible à effectuer après omentectomie et contre-indiquée chez les nouveau-nés et les nourrissons qui n'ont en général pas encore un épiploon suffisamment développé.

6.1.4 Technique selon Janeway

Technique décrite en 1913, ayant comme but de créer un canal stomial recouvert d'épithélium, ne nécessitant pas de cathéter entre les repas et ne présentant pas de fuites de liquide gastrique.
La technique originale utilisait un lambeau de paroi gastrique d'épaisseur complète, qui était préparé sous la forme d'un tube gastrique. Ce tube avait une direction oblique vers la gauche, provoquant sa fermeture lors d'augmentation de la pression intra-gastrique.
Cette technique (et ses variantes), est difficile à réaliser et pas toujours efficace en ce qui concerne l'étanchéité. Elle a été peu utilisée jusqu'en 1972, date d'arrivée des agrafeuses mécaniques.

Principe de la technique :

L'incision et le type d'anesthésie sont semblables à celles de la gastrostomie selon Stamm. La direction du tube gastrique peut être transverse ou oblique à l'axe gastrique. L'agrafeuse est appliquée en arrière du pli formé par des clamps atraumatiques en formant un tube gastrique avec un pédicule connecté à la paroi gastrique antérieure. Ce tube est ramené vers l'extérieur en passant loin du point d'incision à travers le muscle grand droit de l'abdomen, il est ouvert puis fixé par des points séparés à la peau. Un cathéter à ballonnet est laissé en place jusqu'à cicatrisation de la gastrostomie. Ensuite le cathéter est retiré pour n'être introduit temporairement que lors des repas. Une petite compresse est utilisée pour couvrir la stomie entre les repas.
Cette technique ne peut pas être utilisée en cas de microgastrie, lorsqu'une dilatation œsophagienne par voie rétrograde est nécessaire et en prévision d'une reconstruction œsophagienne ou d'un montage antireflux.
Les complications liées à cette technique sont la nécrose du tube gastrique et l'incontinence avec des fuites. Une sténose ou une obstruction du tube n'ont pas été décrites. Ces complications semblent peu probables du fait que le tube est tapissé de muqueuse gastrique. Lorsqu'une fuite se présente, elle est difficile à contrôler. Pour la prévenir, des modifications ont été ajoutées, notamment la formation d'une valve ou la torsion du tube gastrique (technique de Watsudjii, Spivack)[5].
Le grand avantage est la présence d'une stomie sans cathéter entre les repas. Cet avantage est perdu lors de l'alimentation à débit continu (AEDC).

Des techniques semblables ont été décrites par Depage, Beck-Jianu, Hirsch.

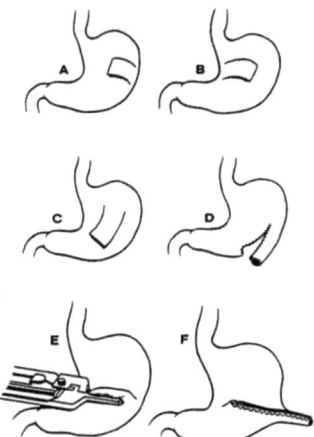

Fig. 26. Gastrostomie avec tube gastrique: différentes approches pour construire le tube[2].
A. Janeway
B. Dépage
C. Hirch
D. Beck-Jianu
E. et F. Construction d'un tube gastrique selon Janeway à l'aide d'une agrafeuse automatique

6.2 Techniques percutanées

6.2.1 Technique percutanée endoscopique

Il excite deux types de gastrostomie percutanée endoscopique: antérograde (« pull-technique ») et rétrograde (« push-technique »).

6.2.1.1 Technique antérograde (« Pull technique »)[27]

Cette technique a été décrite pour la première fois par Gauderer et Ponsky en 1979[2]. Elle est restée inchangée depuis.

Principe de la technique :

A l'aide d'une gastroscopie (vision directe et transillumination), repérage de l'endroit où la gastrostomie va être confectionnée. Ensuite insertion percutanée intra-gastrique, toujours sous contrôle endoscopique, d'un fil semi-rigide, introduit à travers une aiguille qui traverse la paroi abdominale et l'estomac. Celui-ci est retiré par l'endoscopeur hors de la bouche et connecté au cathéter. Par traction abdominale du fil, le cathéter est ainsi tracté par voie oeso-gastrique jusqu'à la zone de ponction percutanée puis fixé. Il s'agit d'une technique mini-invasive, éventuellement sans nécessité d'une anesthésie générale ni de curarisation. La procédure peut être effectuée chez des patients ayant des déformations musculo-squelettiques importantes. Les suites postopératoires sont simples avec une réalimentation rapide (pas d'iléus) et moins de douleurs. La cicatrice est minime.

Fig. 27. PEG : technique percutanée antérograde[5]

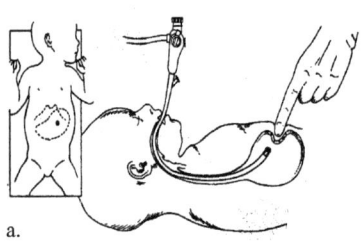
a.

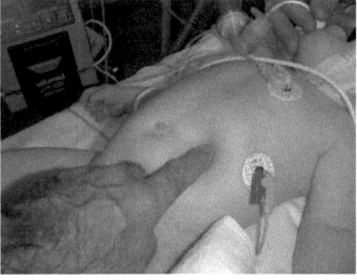

a. Insufflation gastrique par gastroscopie pour accoler l'estomac à la paroi abdominale. Repérage du site de ponction.

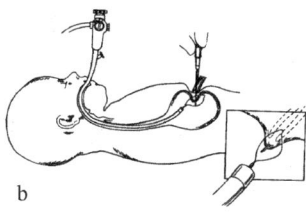 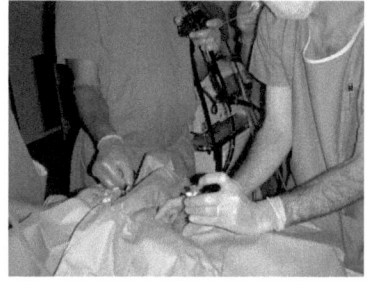

b. Introduction par voie percutanée d'une aiguille dans l'estomac sous vision endoscopique.

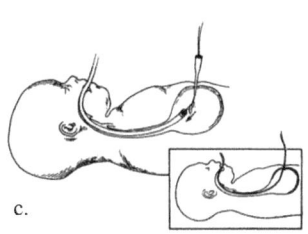 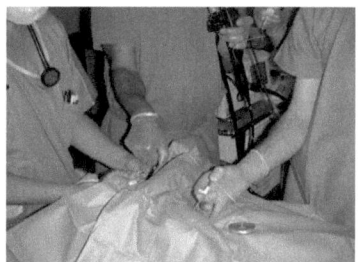

c. Introduction par cette aiguille d'un fil transcutané dans la lumière gastrique, qui est ensuite retiré hors de la bouche du patient par une pince de gastroscopie.

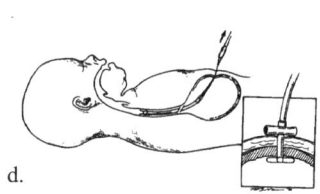 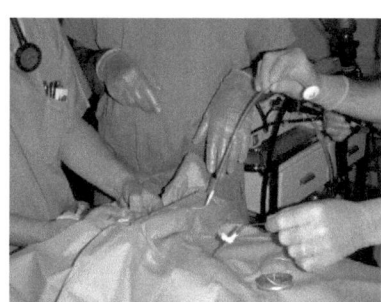

d. Le cathéter est attaché au fil par sa boucle en acier localisée à la partie fusiforme proximale, puis le fil est tiré au niveau de la ponction cutanée. Le cathéter est ainsi tracté à travers l'œsophage, puis l'estomac et la paroi abdominale

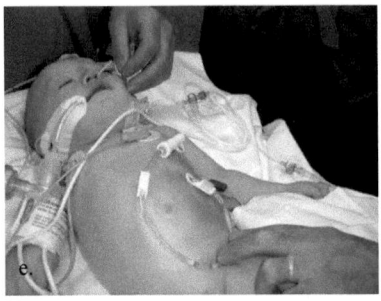 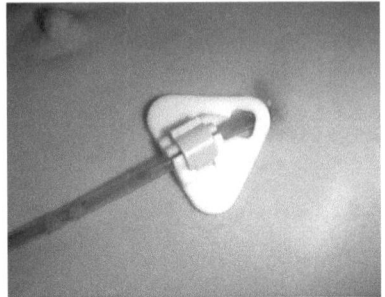

e. Le cathéter était autrefois amarré à l'extérieur par une «cross-bar » qui était fixée au patient par des points de suture cutanés. Aujourd'hui il existe des dispositifs de fixation réglables qui ne nécessitent pas de suture cutanée.

Une traction trop importante doit être évitée à cause du risque de nécrose gastrique et cutanée. Une dose unique d'antibiotique est donnée en raison de la contamination bactérienne lors du passage du cathéter au niveau oro-pharyngien.

Le cathéter est mis sous drainage sans aspiration pendant 24 heures, puis utilisé pour l'alimentation entérale. Werlin[28] décrit une méthode de reprise alimentaire progressive précoce commençant 6 heures après l'opération.

6.2.1.2 Technique rétrograde (« push technique »)

Elle est décrite pour la première fois par Russel[29] chez l'adulte en 1984, puis par Crombleholme[30] chez l'enfant en 1993. Cette technique utilise la méthode de Seldinger pour introduire un cathéter de gastrostomie sous vision endoscopique. Par rapport à la technique antérograde, elle présente moins de risques infectieux (pas de passage du cathéter dans la cavité orale), pas de risque de lésion œsophagienne, un passage unique de l'endoscope et un retrait facile du cathéter (dispositif de rétention interne à ballonnet). Le désavantage principal de la technique est le risque d'éloignement de l'estomac de la paroi abdominale lors des manœuvres de dilatation pour l'introduction rétrograde du cathéter. Ce risque peut être évité par une gastropexie per opératoire (voir plus loin).

Description de la technique :

Fig. 28. PEG par « push technique »[30]

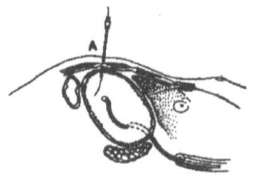

A. Section sagittale de l'abdomen de l'enfant montrant l'endoscope intra-gastrique, permettant un contrôle endoscopique de l'introduction de l'aiguille (comme pour la technique « pull ») et du passage du guide.

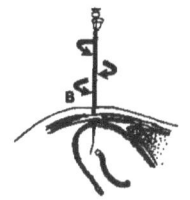
B. Introduction du dilatateur sur le guide par des mouvements de rotation. Dilatations de 14 à 17 Fr.

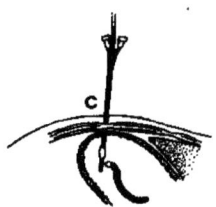
C. Insertion du guide « peel-away » et retrait du dilatateur et du mandrin.

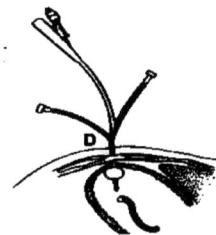
D. Un cathéter à ballonnet (14 Fr.) est introduit dans le guide vers la lumière gastrique. Le guide est pelé et le ballonnet du cathéter est gonflé. Le cathéter est tiré vers la paroi abdominale et fixé par des sutures à la peau.

6.2.2 Technique percutanée radiologique (PRG)

Cette technique sans gastroscopie a été décrite par Sachs[31,32] en 1979, initialement pour rétablir une gastrostomie fermée puis expérimentalement chez le chien. C'est Preshaw[33] en 1981 qui pratique pour la première fois cette technique chez l'adulte et Keller[34] en 1986 chez l'enfant. La première série pédiatrique est décrite par Cory[35] en 1988. Depuis, de multiples centres utilisent cette technique[36,37,21,38,22,39,40]. Elle a un taux de succès de 99-100%. Les avantages sont liés au fait qu'une endoscopie n'est pas nécessaire, cette technique donc peut ainsi être pratiquée chez des patients ayant une obstruction oro-pharyngée ou œsophagienne.

<u>Principe de la technique :</u>

Le lobe gauche du foie est repéré par ultrasonographie, le côlon transverse par lavement ou transit avec produit de contraste et l'estomac par insufflation d'air après avoir posé une sonde naso-/orogastrique. Si un sondage naso-gastrique n'est pas possible le positionnement du mandrin dans la lumière gastrique est fait sous guidage scannographique ou sonographique[22,41]. Le cathéter utilisé pour la gastrostomie est soit à ballonnet soit un Pig-tail. Une fois l'estomac ponctionné, on utilise soit une technique rétrograde, soit antérograde, soit une combinaison des deux[42].

6.2.2.1 PRG antérograde[38]

Après avoir marqué le foie et le côlon transverse, on pose une sonde naso- ou oro-gastrique. Cette dernière est échangée contre un cathéter présentant un dispositif d'ancrage à son bout distal qui est positionné dans la grande courbure de l'estomac. L'estomac rempli d'air est ponctionné sous vision fluoroscopique, avec l'aiguille dirigée vers le dispositif d'ancrage. Une fois l'aiguille dans l'estomac, un guide est amarré au dispositif d'ancrage et sorti par la bouche. On fixe ensuite le guide au tube de gastrostomie et on le tire de la bouche vers l'estomac jusqu'à la paroi abdominale. Il est amarré par son disque intra-gastrique et un dispositif d'ancrage cutané. Une fois la position du cathéter confirmée par fluoroscopie, le guide est ôté. Cette technique n'est envisageable que si un sondage gastrique préalable est possible. Le cathéter le plus souvent utilisé est à champignon (Pezzer).

6.2.2.2 PRG rétrograde[39,40]

Cette technique est une alternative à la gastrostomie laparotomique ou laparoscopique lorsqu'une PEG n'est pas faisable (enfants ayant un œsophage de petit diamètre). Mais elle peut aussi être utilisée comme méthode de choix à la place de la PEG.

Principe de la technique :

Fig. 29. PRG rétrograde

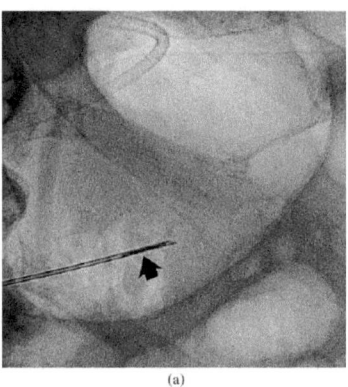

a. D'abord on effectue une gastropexie (voir plus loin) avec plusieurs ancrages en T. Flèche: aiguille pour l'introduction d'un ancrage en T

(a)

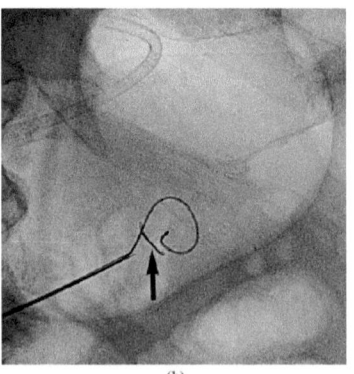

b. La paroi abdominale est ponctionnée par une aiguille, qui est retirée après avoir introduit le guide (mandrin) dans l'estomac à travers de sa lumière.
Flèche : ancrage en T

(b)

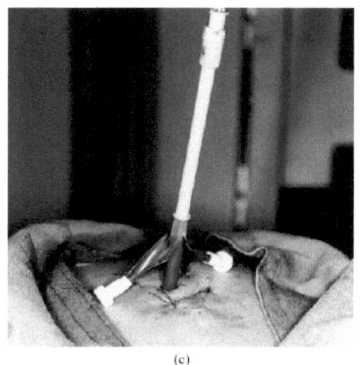

c. Insertion des dilatateurs puis de l'introducteur autour du mandrin, qui est retiré par la suite. Une fois le mandrin retiré, on introduit le cathéter dans l'introducteur, sous contrôle fluoroscopique. L'introducteur est éloigné par la manœuvre de « peel-away ».

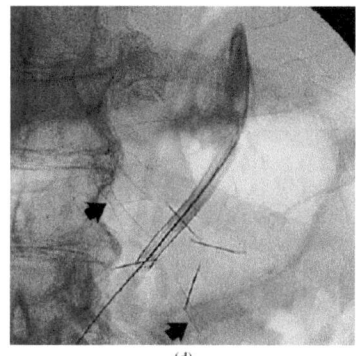

d. Le bon emplacement du cathéter est vérifié par fluoroscopie.
Flèche: ancrages en T

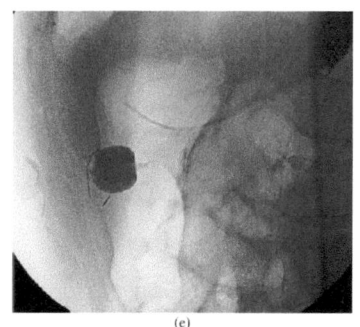

e. Remplissage du ballonnet par du produit de contraste pour vérifier que son emplacement est intra-gastrique.

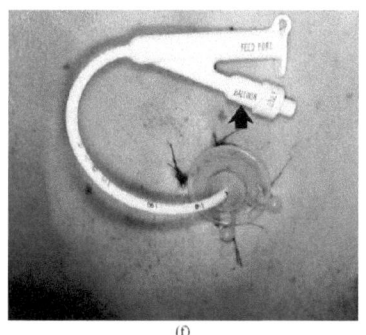

f. Cathéter avec son dispositif de rétention externe.
Flèche en gras : Site d'insufflation du ballonnet

31

6.2.2.3 Autres techniques radiologiques

Autrefois la gastrostomie radiologique était contre-indiquée lors d'hépato-splénomégalie, d'estomac intra-thoracique ou de microgastrie. Grâce aux moyens d'imagerie auxiliaires tels que le CT-scan[22], l'ultrasonographie[41], l'endosonographie[43], ce n'est plus actuellement le cas.

6.2.2.3.1 Estomac intra-gastrique, microgastrie, gastrectomie partielle

En présence d'estomac intra-thoracique, il est possible de positionner le cathéter par voie trans-costale (dernier espace intercostal), grâce à l'utilisation d'un cathéter avec angulation céphalique[22]. Lors de microgastrie ou gastrectomie partielle, la voie trans-hépatique est possible[44]. Des complications telles qu'un saignement (voie trans-hépatique), un pneumothorax (voie trans-costale), une déhiscence pariéto-gastrique (cathéter à angulation céphalique) n'ont pas été rapportées.

6.2.2.3.2 Gastrostomie radiologique en absence d'œsophage

Une équipe de Toronto[41] décrit une nouvelle technique de PRG, adaptée aux nouveau-nés présentant une atrésie de l'œsophage type « long-gap » sans fistule. Lorsqu'un rétablissement de continuité œsophagienne n'est pas possible, une gastrostomie est nécessaire pour la nutrition entérale. La technique utilisée jusque là a été celle de Stamm laparotomique.

Fig. 30. Technique de PGR rétrograde chez un enfant ayant une atrésie œsophagienne sans fistule.

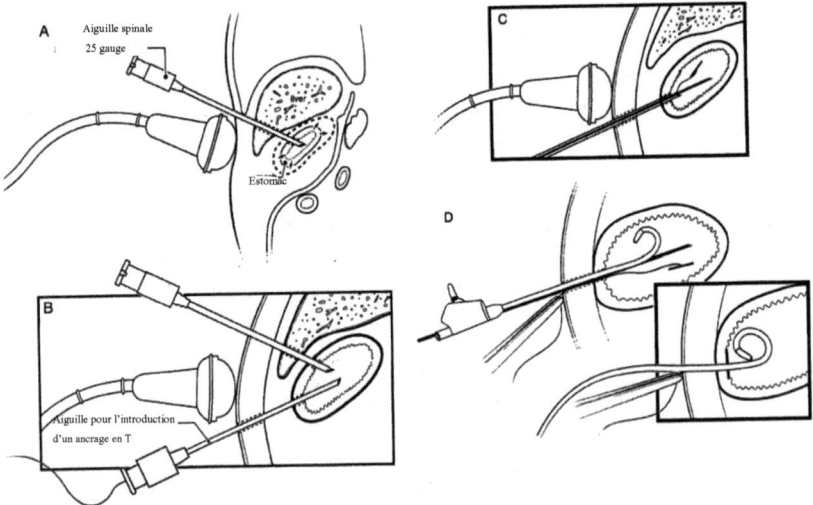

a. L'estomac est repéré par guidage ultrasonographique. Une aiguille (pour ponction spinale, 25 G) est introduite dans l'estomac en traversant le foie gauche. L'estomac est rempli d'air par insufflation à travers l'aiguille.
b. Une autre aiguille est introduite dans l'estomac, sa position est confirmée par fluoroscopie en injectant du produit de contraste.

c. Cette aiguille est utilisée ensuite pour ancrer l'estomac (ancrage en T), puis retirée.
d. En utilisant le même trajet, on introduit le cathéter (pig-tail) selon la méthode de Seldinger.

6.3 Techniques par laparoscopie

L'apparition de la chirurgie laparoscopique a permis de nouvelles approches pour la gastrostomie. Elle a été décrite pour la première fois par Edelman[45] en 1991. La laparoscopie peut être utilisée comme vidéo-assistance, pour sécuriser les techniques percutanées[18,46,47,48,49] ou comme technique propre[8,50,16], quand la voie percutanée est contre-indiquée ou lors de chirurgie abdominale concomitante (montage antireflux, adhésiolyse chez des patients ayant eu une chirurgie abdominale préalable,...) [6].
Par rapport à la technique laparotomique, la laparoscopie a l'avantage d'être mini-invasive avec des petites cicatrices. Les suites post opératoires sont simples, avec une reprise alimentaire plus rapide sans iléus. Par rapport aux techniques percutanées, la laparoscopie permet la visualisation directe de l'estomac avec détermination exacte du point de gastrostomie tant au niveau de l'estomac que de la paroi abdominale. L'insertion du cathéter sous vision directe évite le risque potentiel de lésion des organes avoisinants.
Les désavantages de cette technique sont liés à la nécessité de matériel spécifique et cher, la nécessité de chirurgiens expérimentés, un temps opératoire plus long et la nécessité d'une anesthésie générale avec curarisation pour que le pneumopéritoine iatrogène soit efficace. A ce propos une technique sans pneumopéritoine en sédation et anesthésie locale a été décrite[51].

6.3.1 Technique de Stamm par voie laparoscopique[45,48]

Le nombre de trocarts utilisés dépend d'une éventuelle chirurgie complémentaire d'un côté (montage antireflux) et de la préparation de la paroi gastrique antérieure de l'autre (en intra abdominal ou à la peau).

6.3.1.1 Technique de Stamm laparoscopique intra abdominale

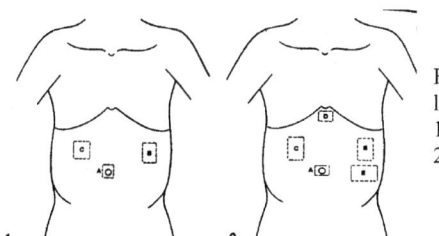

Fig. 31 (1 et 2). Technique de Stamm laparoscopique[48] avec positionnement de :
1. 3 trocarts
2. 4 trocarts

<u>Principe de la technique :</u>

Le patient est sous anesthésie générale, myorelaxé. Le positionnement des trocarts dépend de l'association ou non d'une opération concomitante. Le site de la gastrostomie est marqué par un point de cautérisation. La gastrostomie est confectionnée selon la technique de Stamm (cf. Chapitre 6.1.1) utilisant un cathéter à ballonnet. La perméabilité du cathéter est vérifiée, de même que l'absence de fuites, par l'injection d'une solution hydrosaline avant et après avoir noué les sutures. Si une sécurité supplémentaire est nécessaire chez des enfants à haut risque (dialyse péritonéale, mauvaise qualité des tissus, chimiothérapie ou corticothérapie), les fils des sutures gastriques sont passés à travers la paroi abdominale autour du cathéter et fixés au tube. D'autres fils peuvent êtres utilisés pour une gastropexie (ch. Chapitre 6.5). Toute incision de plus de 4 mm est en principe suturée.

6.3.1.2 Technique de Stamm laparoscopique à la peau [6,11]

Pour cette technique on n'utilise que deux trocarts, un ombilical et l'autre sous-costal gauche. On extériorise la paroi gastrique en position sous-costale gauche (fig. 32.1), et on confectionne une bourse autour du cathéter en fixant l'estomac à la paroi abdominale (fig. 32 2-4). La reprise de l'alimentation s'effectue après 24 heures de décompression selon la tolérance. Cette technique a notre préférence à Lausanne lorsque la PEG n'est pas possible.

Fig. 32. Gastrostomie laparoscopique par 2 trocarts[6].

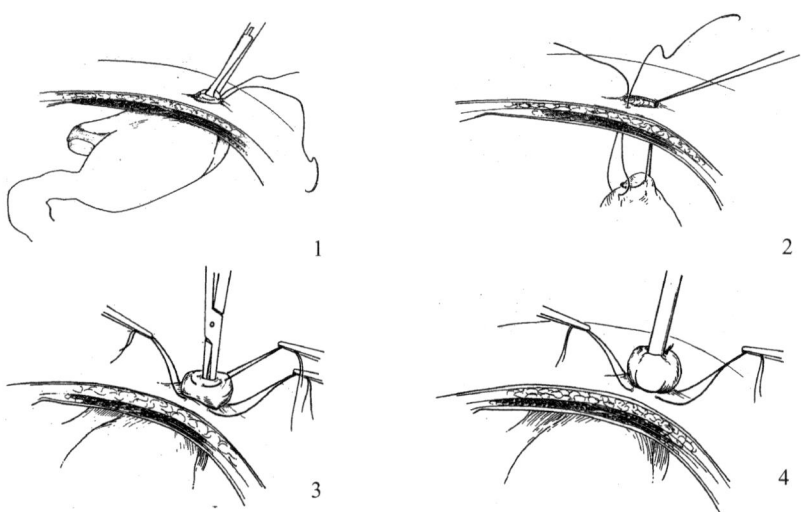

Une variante de cette technique est l'utilisation d'une seule incision par laquelle la gastrostomie va être confectionnée.

Description de la technique :

Incision sous-costale gauche, introduction d'un premier trocart de 5 mm par voie ouverte. Une fois la cavité abdominale explorée, un autre trocart de 2 mm avec une pince est introduit à côté du précédent pour saisir la paroi antérieure de l'estomac. Le pneumopéritoine est évacué, les instruments sont retirés et l'estomac est extériorisé et la gastrostomie confectionnée à la peau.

6.3.1.3 Gastrostomie laparoscopique selon Janeway[52]

La technique décrite précédemment a été simplifiée par Stellato, Edelman et Collet[53] en introduisant les agrafeuses par voie laparoscopique.
Ritz[54] a utilisé cette technique pour 15 patients présentant une contre-indication à la PEG (obstruction œsophagienne ou ORL). Elle offre l'avantage des gastrostomies sans cathéter.

Description de la technique :

Fig. 33. Technique laparoscopique selon Janaway[54]

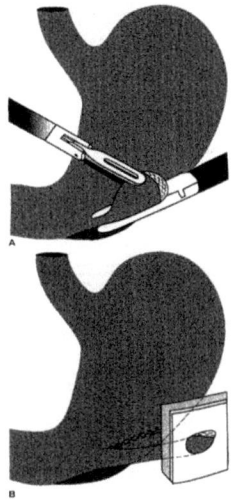

Sous AG, introduction de 3 trocarts (ombilical, hypocondre droit et gauche), introduction d'une agrafeuse (endo-GIA) pour former un tube de 6 cm de long à partir d'un repli gastrique (fig. 33 A). Le diamètre à sa base est de 1 cm (si trop grand, risque d'incontinence; si trop petit, risque de nécrose sur vascularisation insuffisante). Après évacuation du pneumopéritoine, le tube est amené à la peau à travers l'incision du trocart en hypocondre gauche avec protrusion d'environ 1 cm (fig. 33 B).
Le tube est ensuite ouvert et fixé à la peau. Un cathéter de Foley est laissé en place pour 3 jours, puis un examen avec produit de contraste hydrosoluble est effectué à travers la stomie pour vérifier sa perméabilité, son étanchéité et sa continence.

6.3.2 Techniques percutanées vidéo-assistées

6.3.2.1 PEG antérograde vidéo-assistée[16,47,49,55]

La méthode vidéo-assistée permet d'utiliser les techniques percutanées comme décrites, mais sous contrôle de la vue. Lors de la PEG, la vidéo-assistance augmente la sécurité du geste, car grâce à la vision directe, on évite des complications telles que la perforation gastrique sans nécessiter une transillumination.
Les inconvénients de la vidéo-assistance sont : le besoin d'une incision ombilicale, l'utilisation de matériel et technique laparoscopiques et l'anesthésie générale (qui n'est pas toujours nécessaire lors de la PEG). En outre, il n'est pas toujours aisé de trouver le bon équilibre de pression entre l'insufflation gastrique et le pneumopéritoine.

Description de la technique :

Incision ombilicale avec introduction d'un mini trocart (3-4 mm) et de la caméra. Le pneumopéritoine et l'insufflation gastrique sont minimes. Ensuite une PEG standard est confectionnée sous contrôle laparoscopique.

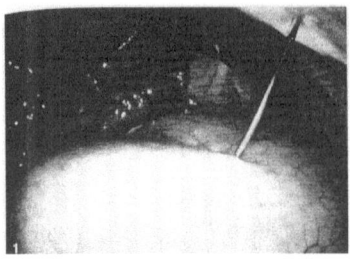 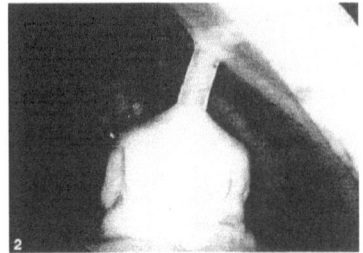

Fig. 34. PEG sous vision laparoscopique[56]
1. L'estomac est rempli d'air par l'endoscope puis ponctionné sous vision laparoscopique.
2. Le cathéter est retiré et l'estomac amené à la paroi abdominale.

Une variante de cette technique, décrite par Stringel[57], est le positionnement de la gastrostomie dans la petite courbure avec gastropexie par ancrages en T. Cette gastrostomie a des propriétés antireflux, déjà décrites avec la technique de Stamm laparotomique (cf. Chapitre 6.1.1.1).

6.3.2.2 PEG rétrograde vidéo-assistée[45]

Cette technique a l'avantage de n'avoir pas besoin d'utiliser la voie œsophagienne (ni pour un gastroscope ni pour une sonde naso-gastrique), car l'estomac n'a pas besoin d'être insufflé.

Principe de la technique :

On effectue une mini incision ombilicale avec introduction du trocart et de l'optique ; une autre incision est effectuée à l'endroit du futur positionnement de la gastrostomie. L'estomac est amarré par deux ancrages en T (fig. 35 A) et la gastrostomie est façonnée par la technique de Seldinger (fig. 35 B) avec l'introduction d'une gaine de type « peel-away » (fig. 35 D et C). Avant le placement du cathéter de gastrostomie (fig. 35 D), une optique de 5 mm est introduite dans la gaine, afin de confirmer la position intra-gastrique de celle-ci.

Fig. 35. PEG rétrograde vidéo-assistée.

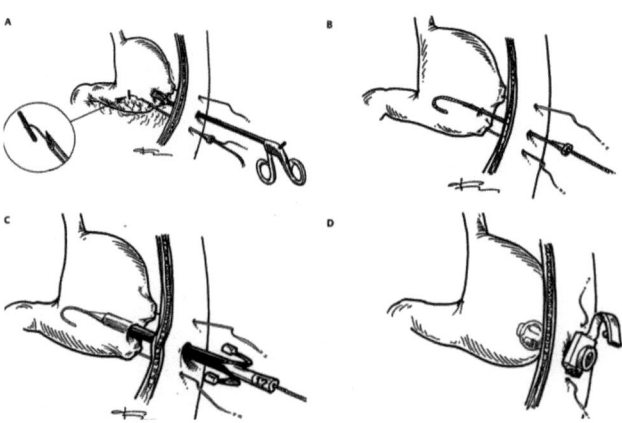

6.4 Jéjunostomie

La jéjunostomie a un intérêt chez les patients ayant un reflux gastro-oesophagien présentant une contre-indication à un montage antireflux ou en cas d'obstacle à l'évacuation gastrique («gastric outlet obstruction »).

La jéjunostomie peut être confectionnée par voie ouverte, percutanée ou laparoscopique (techniques non détaillées dans ce travail). Grâce aux cathéters gastro-jéjunaux, une nutrition jéjunale peut être administrée par l'intermédiaire d'une gastrostomie.

Il est impératif que l'administration de l'alimentation par voie jéjunale soit réalisée par débit continu (AEDC).

6.4.1 Gastro-jéjunostomie

L'alimentation jéjunale peut être combinée avec une décompression gastrique à l'aide d'un cathéter ou d'un bouton à double lumière passant par une gastrostomie. Le cathéter de gastro-jéjunostomie est introduit par une gastrostomie préalablement confectionnée ou lors de sa confection. Le cathéter jéjunal est positionné soit par vision fluoroscopique soit par endoscopie[58].

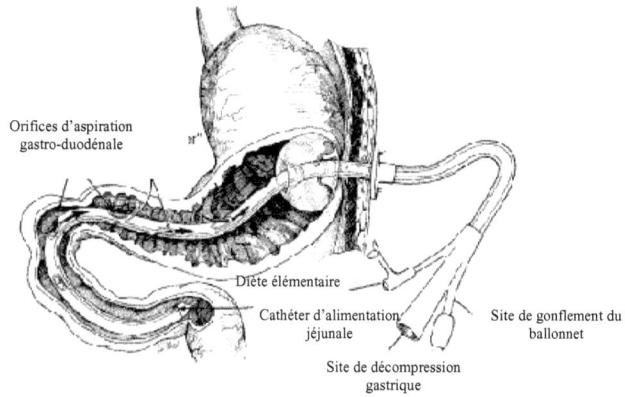

Fig. 36. Gastro-jéjunostomie

6.5 Gastropexie

Les techniques de gastrostomie peuvent être accompagnées d'une gastropexie[37]. Cette technique consiste à accoler l'estomac à la paroi abdominale à l'aide d'ancrages en « T » (T fasteners, Cook fasteners) ou de points en « U », en diminuant ainsi le risque de décollement gastro-pariétal peropératoire ou secondaire et le risque de fuite de liquide gastrique dans le péritoine. Sa stabilité permet l'utilisation de cathéters plus grands avec moins de risque d'obstruction.

Ces ancrages peuvent être insérés par vision endoscopique, fluoroscopique ou laparoscopique

6.5.1 Gastropexie par points en « U » [6,59,60]

Cette technique peut être effectuée sous contrôle soit laparoscopique, soit endoscopique.

6.5.1.1 Gastropexie par points en « U » laparoscopique

On utilise 4 (ou 3) points en U qui traversent la paroi abdominale et gastrique antérieure (fig. 37.1), en formant un carré (ou un triangle), au milieu duquel on introduit le cathéter selon la méthode de Seldinger (fig.37.2). Les points sont fixés soit sur un support soit sur les ailettes du dispositif de gastrostomie.

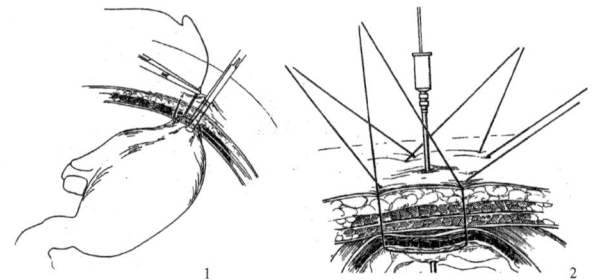

Fig. 37. Gastropexie laparoscopique par 4 points en « U »[6]

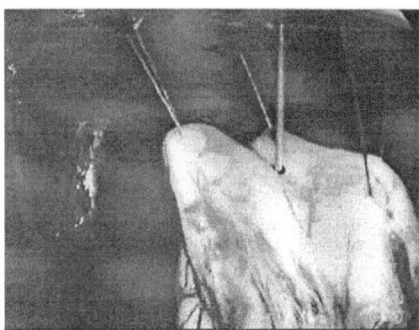

Fig. 38. Gastropexie laparoscopique par 3 points en « U »[60]

6.5.1.2 Gastropexie endoscopique par points en «U »[61]

Ponction de la paroi abdominale et gastrique par un dispositif à double lumière (fig. 39 A et B). Une lumière permet l'introduction d'un fil et l'autre d'un fil en boucle. Le premier est positionné dans la boucle (fig. 39 C), ce qui permet son extériorisation en « U ». Le fil est fixé à la peau.

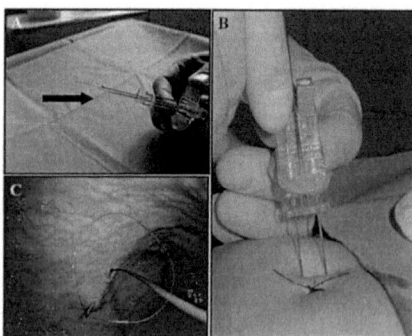

Fig. 39. Gastropexie endoscopique par points en « U »[62]

6.5.2 Ancrages en T [6,60]

La gastropexie est confectionée à partir des fils soit résorbables, soit en Nylon ayant à leur extrémité une barre d'ancrage métallique en « T ».

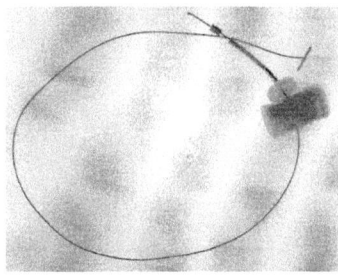

Fig. 40. Ancrages en T

Ces dispositifs sont introduits à travers la paroi abdominale et gastrique antérieure grâce à une aiguille prévue à cet effet sous vision endoscopique ou fluoroscopique. Une fois l'aiguille enlevée, on tire sur le fil, la portion métallique devient perpendiculaire au fil de traction en ancrant la paroi gastrique. Plusieurs ancres sont disposées de façon à former un carré. Le cathéter de gastrostomie est positionné selon la méthode de Seldinger. Les ancrages en T sont noués à la peau ou fixés sur un support ou au cathéter.

Fig. 41. Gastropexie par ancrages en T

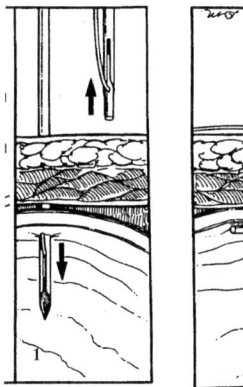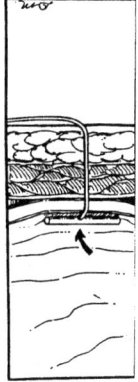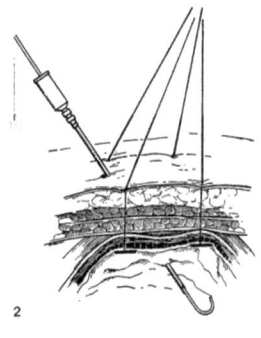

1. Introduction des ancrages en T.   2. Gastropexie par 4 ancrages en T.

Ces ancrages sont sectionnés au bout de deux semaines une fois que la paroi gastrique est adhérente à la paroi abdominale. Les fils sont alors coupés au niveau de la paroi abdominale; la partie métallique est éliminée par voie digestive si le fil transpariétal est résorbable; autrement, si le fil est de Nylon, la partie métallique reste en place dans la paroi gastrique.

D'autres types d'ancrage existent dans le commerce[63].

Fig. 42. Ancrages de Cook®

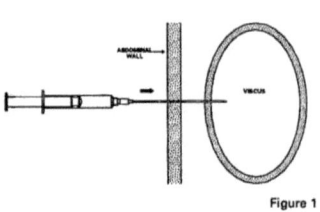

Figure 1

1. Ponction percutanée de l'estomac.

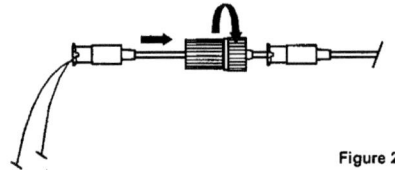

Figure 2

2. Introduction dans l'aiguille du dispositif contenant les ancres de Cook.

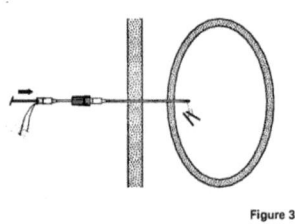

Figure 3

3. Une fois les ancres intra-gastriques en place, éloignement de l'aiguille et de l'introducteur.

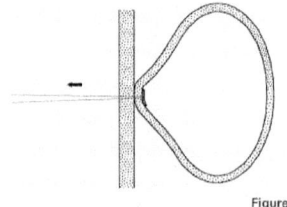

Figure 4

4. Etirement des ancres avec formation d'une gastropexie.

6.5.2.1 Complications liées aux ancrages en T

Ces ancrages peuvent provoquer une réaction inflammatoire avec le risque de formation d'un trajet fistuleux à côté de la stomie, surtout s'ils sont composés de fils non résorbables. Deux cas ont été décrits où le fil a dû être enlevé avec fistulectomie[64]. En utilisant des fils résorbables, cette complication peut être évitée. Un cas[65] avec fistule sur persistance des fils a entraîné, une fois le cathéter de gastrostomie retiré, le déversement du contenu de la fistule dans le péritoine, entraînant un pneumopéritoine avec péritonite. La barre métallique en « T » peut migrer dans la voie digestive ou rester impactée dans la paroi gastrique ou abdominale, sans créer de problème. Une complication mortelle[6] a été décrite

40

suite au placement des ancrages en T et du tube de gastrostomie à travers les deux parois gastriques entraînant la mort par rupture gastrique et septicémie.

6.6 Fermeture de la gastrostomie

La gastrostomie se ferme le plus souvent spontanément, en quelques heures à quelques semaines, une fois le cathéter retiré. Environ 25 % des gastrostomies ne se ferment pas et présentent une fistule gastro-cutanée persistante. La prise en charge de cette fistule nécessitera le recours à la chirurgie ou à d'autres techniques (cf. Chapitre 9.3.9).
Pour enlever un cathéter à ballonnet, il suffit de dégonfler le ballonnet et de le retirer. Le cathéter à champignon, par contre est trop rigide et ne peut être enlevé par traction qu'au prix d'une certaine difficulté, avec le risque d'endommager le canal stomial. La tige est donc le plus souvent sectionnée à la peau et le champignon est éliminé par voie digestive ou retiré par endoscopie. Certains auteurs ont constaté plusieurs complications liées à la migration du champignon dans l'œsophage ou à son impaction dans le tube digestif (cf. chapitre 9.3.8), et depuis ils préfèrent le retirer par vision endoscopique. Cahill[66] décrit une technique radiologique d'ablation du cathéter par voie antérograde à l'aide d'un cathéter d'angioplastie.
Il existe d'autres cathéters à champignon qui peuvent être retirés plus facilement par simple traction (Inverta-PEG et Fastrac).

7 Comparaison des techniques

Nous nous limiterons à la comparaison des techniques les plus utilisées.

Wollman[67] a publié l'expérience de son institution et une méta-analyse de la littérature (1978-1995) comparant 3 techniques de gastrostomie : percutanée radiologique (PRG), percutanée endoscopique (PEG) et chirurgicale par laparotomie (GC). Les paramètres analysés sont les suivants: complications (majeures, mineures, liées au cathéter), durée de la procédure, type d'anesthésie et douleur postopératoire.

Tab. 3 Méta-analyse comparant 3 techniques de gastrostomie : percutanée radiologique, percutanée endoscopique et chirurgicale laparotomique chez l'adulte[67].

Données		PRG	PEG	GC
No. des séries (n = 68)		9	48	11
No. des patients		837	4194	721
Sexe masculin	(%)	53.5	61.0	65.1
Age moyen		62.0	65.5	60.0
Indications	(%)			
Neurologique		48.9	61.3	60.0
Tumeur face/cou		24.1	23.8	29.3
Décompression		17.7	2.5	0.0
Durée moyenne de la procédure	(min)	32.4 ± 14.3	35.7 ± 13.0	88.7 ± 33.7
Succès de la technique	(%)	99.2	97.7	100
Complications majeures	(%)	5.9	9.4	19.9
Complications mineures	(%)	7.8	5.9	9.0
Complications totales	(%)	13.3	15.4	29
Complications liées au cathéter	(%)	12.1	16	Non reportées
Coûts	(US $)	4542.-	2389.-	7216.-

Même si cette méta-analyse a plus de 10 ans, regroupe une population adulte et compare 2 techniques percutanées à une technique chirurgicale, il s'agit de la seule méta-analyse sur ce sujet disponible actuellement dans la littérature (Medline, 2006). Selon l'auteur, la gastrostomie par laparotomie, malgré un succès technique de 100 %, est une procédure plus longue, engendre un taux plus élevé de complications et de coûts par rapport aux techniques percutanées. Concernant les techniques percutanées, la PRG offre un meilleur succès technique (p<0.001), moins de complications majeures (p<0.001) et moins de complications liées au cathéter (P=0.032) par rapport à la PEG.

Goretsky[68] compare ces mêmes techniques dans une population pédiatrique de 98 enfants sur une période de 36 mois.

Tab. 4. Comparaison entre techniques de gastrostomie chez l'enfant (PRG, PEG, GC)

Données	PRG	PEG	GC
Patients	19	32	47
Indications (%) Altérations neurologiques Troubles de la déglutition Apport calorique accru	38 21 25	19 13 17	43 66 58
Complications	16	19 (enfants à haut risque)	11
RGO post opératoire.	21	9	6
Coûts (US $)	1080 ± 109	1130 ± 95	1316 ± 63

Les données de cette étude montrent qu'il n'y a pas de différence significative entre ces trois techniques en comparant les coûts de la procédure, les indications et le taux de morbidité.

Les coûts des procédures varient par contre d'une façon significative chez les patients adultes, car les techniques percutanées sont effectuées sous sédation sans anesthésie[69].

Tab. 5 Analyse des coûts (en US$) pour la prise en charge d'une gastrostomie chez l'adulte, selon les différentes techniques[69].

Données	PRG	PEG	GC
Prise en charge préopératoire	00.-	00.-	77.-
Opération	1'831.-	1'559.-	2'292.-
Prise en charge postopératoire	210.-	311.-	288.-
Anesthésie	00.-	00.-	418.-[a]
Coûts globaux	2'041.-	1'870.-	3'075.-

[a]pas d'autre chirurgie concomitante

Ces résultats suggèrent que d'un point de vue financier, la technique de choix est celle percutanée. L'auteur conclut que la GC ne devrait être effectuée qu'en cas d'autres actes chirurgicaux concomitants ou lors de contre-indications formelles à la technique percutanée.

8 La gastrostomie dans des situations particulières

8.1 Gastrostomie et reflux gastro-oesophagien[5,70,9,71]

La grande majorité de la population pédiatrique nécessitant une gastrostomie (IMC) est à risque d'avoir un reflux gastro-oesophagien (RGO). Les principaux facteurs mis en cause dans la physiopathologie du RGO dans cette population à risque sont : la dysmotilité œsophagienne, la diminution de la pression du sphincter œsophagien distal (SOD), la mauvaise vidange gastrique et l'augmentation du tonus de la paroi abdominale (spasticité, épilepsie, constipation, toux, déformations musculosquelettiques)[72]. Certaines malformations congénitales nécessitant parfois une gastrostomie, peuvent être associées à un RGO[73] (atrésie de l'œsophage, hernie diaphragmatique, défauts de la paroi abdominale). Des causes plus générales, telles que la malnutrition sévère, la prise de certains médicaments (stéroïdes,...) ou la prématurité, ont été évoquées.

L'influence de la gastrostomie sur le reflux gastro-oesophagien est controversé. Le RGO peut apparaître ou disparaître après gastrostomie. La disparition du RGO post gastrostomie a été imputée à l'amélioration du status nutritionnel. L'augmentation du RGO post gastrostomie a été imputée soit à une augmentation de la pression intra-gastrique (alimentation en bolus), soit au changement de l'anatomie gastrique avec diminution de l'angle de His (gastropexie, p.ex.).

Papaila propose une étude[74] qui compare l'effet de différents types de gastrostomie sur le sphincter œsophagien distal (SOD) d'un modèle animal (chats). Il utilise 3 types de gastrostomie :

Type I :   Witzel
Type II :   PEG sans gastropexie
Type III :   Stamm avec gastropexie

Il mesure la pression sphinctérienne préopératoire (a) et 3 semaines après opération (b).

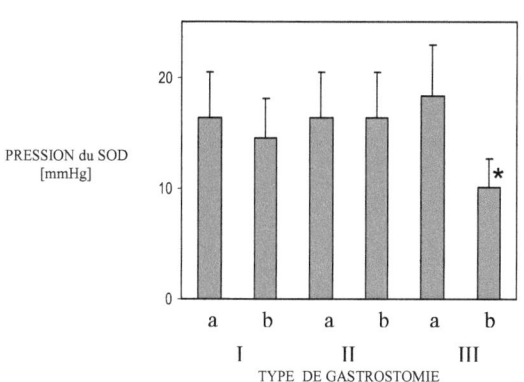

Fig. 43 Résultats montrant l'influence du type de gastrostomie sur la pression du SOD[74].

*$p<0,1$

Les résultats indiquent que les pressions sont semblables en pré- et postopératoire dans les groupes I et II, tandis que la pression est fortement diminuée dans le groupe III. Par une

étude radiologique avec produit de contraste, l'auteur démontre une diminution de l'angle de His dans le groupe III.
Razeghi[13] a remarqué que le positionnement de la PEG dans l'antre gastrique est associé d'une façon significative à l'augmentation du RGO.
Ono[75] montre par une étude sur la motricité antrale et la vidange gastrique post PEG, que l'activité myoélectrique augmente après pose de PEG. Cela signifie que la motricité antrale et la vidange gastrique s'améliorent après pose de PEG. Il conclut que le RGO associé à la pose de PEG n'est pas lié à la motilité gastrique.

Il y a 20 ans il était commun d'associer la confection d'une gastrostomie à un montage antireflux, car la gastrostomie de Stamm augmentait le risque de RGO. Depuis l'arrivée des techniques percutanées, le montage antireflux n'est plus effectué de routine lors de RGO. Ce changement d'attitude est apparu pour différentes raisons. Premièrement, les techniques percutanées ont permis la création d'une gastrostomie sans laparotomie. Le montage antireflux jusqu'à lors effectué dans le même temps opératoire est devenu une opération en soit avec sa propre morbidité. Secondement, plusieurs études (table 6) ont montré que le RGO post PEG chez des enfants préalablement asymptomatiques est rare (14 %) et que seulement 4 % auront besoin d'un montage antireflux après gastrostomie. Des avis contradictoires subsistent concernant les enfants présentant un RGO avant la gastrostomie. Les auteurs [74,76] qui préconisent conjointement à la gastrostomie une cure de RGO chez tous les patients ayant un reflux symptomatique, sont confrontés à un échec chirurgical allant jusqu'à 25 % et un taux de reprise chirurgicale allant jusqu'à 50 %[77]. De plus le montage antireflux ne permet plus les vomissements ou l'évacuation des gaz, ce qui peut entraîner une distension gastrique aigue (« bloating ») avec le risque de rupture gastrique si une décompression en urgence n'est pas effectuée.

Selon plusieurs études (table 6), même si 71 % des enfants ayant un RGO avant gastrostomie restent symptomatiques après, seulement le 17 % aura besoin d'un montage antireflux[71].

Tab. 6: Influence de la gastrostomie sur le RGO

Auteurs	Année	n. patients	RGO[a] Préopératoire	RGO Postopératoire		
				Pas RGO	RGO med[b]	RGO chir[c]
Launay[76]	1996	14	Absent	13	1	0
		6	Présent	1	5	0
Isch[70]	1997	39	Absent	28	3	8
		36	Présent	19	12	5
Sulaeman[10]	1998	22	Absent	16	5	1
		24	Présent	5	12	7
Khattak[9]	1998	90	Absent	85	3	2
		30	Présent	4	18	8
Puntis[78]	2000	20	Absent	11	4	1
		7	Présent	2	5	0
Razeghi[13]	2002	53	Absent	41	12	0
		15	Présent	10	5	0
Samuel[14]	2002	50	Absent	47	3	0
		14	Présent	4	2	8
Saitua[15]	2003	65	Absent	60	5	0
		16	Présent	6	9	1
Wilson[79]	2006	-	-	-	-	-
		28	Présent	3	23	2
Total (%)		353 (100%)	Absent	301 (86%)	36 (10%)	12 (4%)
		176 (100%)	Présent	51 (29%)	96 (54%)	31 (17%)

[a] = Reflux gastro-oesophagien
[b] = RGO traité par voie médicamenteuse
[c] = RGO traité par voie chirurgicale (montage antireflux selon Nissen)

Fig. 44. RGO post gastrostomie (selon les auteurs)

1. Enfants sans RGO en préopératoire   2. Enfants avec RGO préopératoire

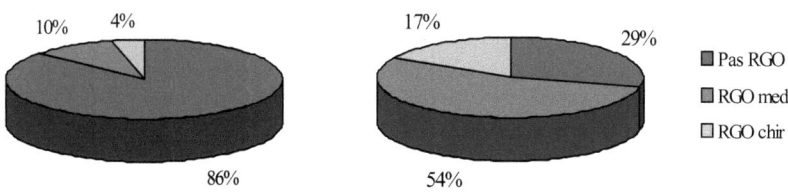

En pratique, plusieurs paramètres (l'état nutritionnel, la pathologie de base, son pronostic, le status respiratoire), devraient être pris en considération avant de décider si une chirurgie antireflux est nécessaire lors de la gastrostomie.
Même si le concept d'un montage antireflux prophylactique est largement dépassé, il est important d'évaluer l'histoire clinique et les symptômes associés du patient. En cas de suspicion clinique de RGO (vomissements, régurgitations, hématémèse, pneumonie

d'aspiration, opisthotonos, brûlures retrosternales, stagnation pondérale...), des investigations paracliniques sont souhaitables[10,76] (ph-métrie, manométrie, transit oeso-gastro-duodenal, oeso-gastroscopie). Gauderer se limite à un test clinique de tolérance de l'alimentation par SNG[5]. D'autres auteurs préconisent une PEG d'emblée sans autre investigation avec montage antireflux secondaire si nécessaire[70]. Stringel[26] décrit une technique de gastrostomie avec effet anti-refluant.

D'une façon générale l'attitude actuelle[71,76,80,81] est de ne pas procéder à un montage antireflux si le RGO est absent ou modéré et bien contrôlé par un traitement antiacide (anti-H2, inhibiteurs de la pompe à protons) et/ou pro-cinétique (métoclopramide, érythromycine). Par contre si le RGO est sévère, mal contrôlé par les médicaments ou altère la fonction pulmonaire, l'association d'un montage antireflux à la gastrostomie est à envisager. Lors d'apparition de RGO ou son aggravation après gastrostomie simple, un montage antireflux peut le plus souvent être effectué par laparoscopie sans besoin de démonter la gastrostomie[82,83].

Une alternative à cette chirurgie est la nutrition à débit continu par voie jéjunale via une jéjunostomie ou gastro-jéjunostomie, qui a l'avantage d'éviter une chirurgie majeure, mais qui a une efficacité limitée contre le reflux[84,85]. Une autre alternative est la dissociation oesophago-gastrique proposé par Bianchi[86].

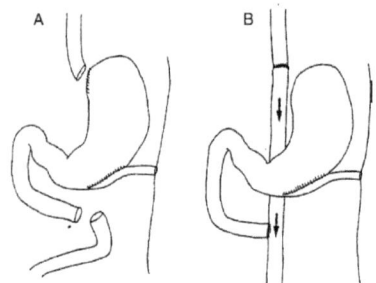

Fig. 45. Dissociation oesophago-gastrique[87]

a. Section de l'œsophage distal et suture de l'estomac. Confection d'une anse en Roux-Y jéjunale isopéristaltique en passant à travers le mésocolon en rétrogastrique. Gastrostomie non refluante selon Janaway.
b. Anastomose oesophago-jéjunale

8.2 Gastrostomie et drainage ventriculo-péritonéal (DVP)

Plusieurs enfants IMC nécessitant une gastrostomie sont porteurs d'un DVP. La présence d'un DVP n'est pas une contre-indication à la gastrostomie, mais présente un risque infectieux accru lors de la création d'une gastrostomie, lors du changement ou d'arrachement du cathéter[88]. Un traitement antibiotique prophylactique (le plus souvent une dose per-opératoire d'une céphalosporine de deuxième génération) doit toujours être administré lors de ces manipulations[89]. Une infection aiguë peut entraîner une péritonite, puis une méningite sur infection du DVP. Une contamination péritonéale peut entraîner une colonisation, une dégradation ou une obstruction du DVP par un bouchon d'épiploon, responsable cliniquement uniquement d'une hydrocéphalie aiguë. Les germes rencontrés sont le plus souvent des Staphylocoques épidermidis ou dorés. Un risque infectieux accru (50 %) est rencontré en cas de pose simultanée de DVP et gastrostomie, donc fortement déconseillée[90]. En cas de péritonite, le DVP est dérivé à la peau ou échangé par un drain ventriculaire externe ; la péritonite est traitée par une antibiothérapie pendant 10-14 jours, puis un nouveau DVP est posé.

8.3 Gastrostomie et dialyse péritonéale

Une grande partie des enfants ayant une insuffisance rénale chronique terminale, bénéficiant d'une dialyse péritonéale, nécessitent un apport calorique accru par gastrostomie. Pour cette raison, même si la procédure est risquée, elle n'est pas contre-indiquée. Le risque majeur est celui de péritonite et d'infection du cathéter de dialyse péritonéale (CDP)[91]. L'incidence d'infection du CDP est augmentée lorsque la confection de la gastrostomie a lieu avec le CDP en place[92] et surtout avec les techniques percutanées[93,94]. C'est la raison pour laquelle il est conseillé de confectionner une gastrostomie avant la pose d'un CDP, pour permettre la formation d'un tractus fistuleux et diminuer ainsi le risque de péritonite. Si le CDP est en place avant la création d'une gastrostomie il est conseillé d'utiliser une technique ouverte[93,94] ou d'effectuer la dialyse la veille de l'intervention, d'enlever le CDP et de le réintroduire 24 h plus tard. Un traitement antibiotique prophylactique est donné en per-opératoire. Watson[95] ajoute une céphalosporine dans le dialysât (antibiothérapie intra péritonéale) en postopératoire, lors de dialyse intermittente. En cas de péritonite, un traitement antibiotique ou antifongique intra péritonéal et systémique est donné. Un nouveau CDP est inséré après traitement. En cas de péritonites récidivantes, une hémodialyse peut être envisagée. Une fois les enfants transplantés, la gastrostomie n'est souvent plus nécessaire.

8.4 Gastrostomie chez les grands brûlés.

Les grands brûlés nécessitent fréquemment un apport calorique accru administré le plus souvent par voie entérale à l'aide d'une SNG. L'utilisation à long terme d'une SNG peut entraîner des complications telles que l'érosion de la muqueuse naso-pharyngienne, une broncho-aspiration sur RGO, une œsophagite avec risque de sténose et une gêne pour le patient. Elle est en outre contre-indiquée chez des patients ayant une œsophagite caustique ou des lésions par inhalation. Pour ces patients, la gastrostomie reste une bonne alternative. Chez les grands brûlés, cette procédure devrait être retardée jusqu'à ce que l'œdème des tissus secondaire aux manœuvres de réanimation ait disparu, car la résolution de l'œdème pourrait éloigner l'estomac de la paroi abdominale. Sheridan préconise que la paroi abdominale du site prévu pour la gastrostomie soit idéalement épithélialisée (peau saine, cicatrisée ou greffée)[96] (fig. 46). D'autres études[97,98] ne montrent pas plus de morbidité si la gastrostomie est créée sur de la peau brûlée non cicatrisée (fig. 47). L'administration per-opératoire d'antibiotiques à but prophylactique est controversée en raison du risque de sélection des germes[98]. Par contre, ces patients bénéficient le plus souvent d'une décontamination sélective du tube digestif, avec une diminution du risque de contamination lors du passage oro-pharyngé du cathéter spécial pour PEG.

Un problème caractéristique chez les grands brûlés est la gastrostase. Grâce à la gastrostomie, une alimentation peut être maintenue en utilisant une sonde gastro-jéjunale avec décompression gastrique et alimentation jéjunale à débit continu[98].

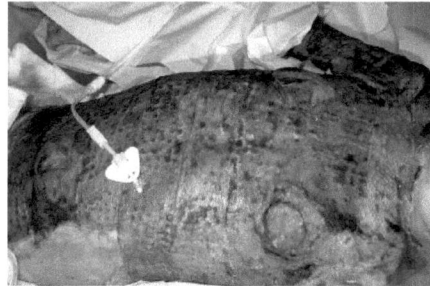

Fig. 46. PEG à travers une brûlure de 3ème degré, greffée et cicatrisée

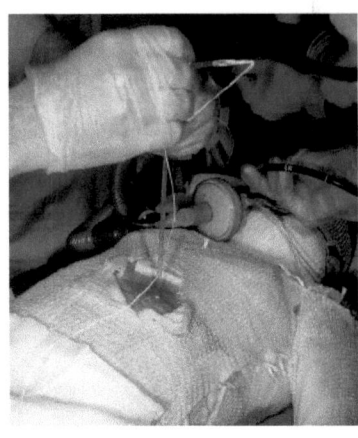

Fig. 47. PEG à travers une brûlure non cicatrisée

8.5 Gastrostomie chez l'enfant oncologique

Les enfants oncologiques suite à leur tumeur (catabolisme) ou à la chimiothérapie (perte d'appétit, mucosites, nausées, vomissements, altération du goût et de l'odorat), peuvent présenter une malnutrition. Ces enfants bénéficient le plus souvent de compléments alimentaires par SNG. Malheureusement cette sonde n'est pas toujours bien tolérée (mucite, irritation pharyngienne) et a tendance à se déplacer lorsque l'enfant vomit. Des repositionnements itératifs augmentent le risque de perforation œsophagienne et d'infection[99]. C'est la raison pour laquelle la gastrostomie reste une alternative intéressante. A ce sujet deux questions se posent : l'enfant oncologique est-il plus à risque de complications infectieuses ? La gastrostomie est-elle à risque d'être le site de métastatisation secondaire ?

Du point de vue infectieux, contrairement à ce qu'on pourrait supposer, ces enfants ne sont pas plus à risque que la population non immunodéprimée. Arnbjörsson[100] présente une étude comparative sur les complications liées à la gastrostomie entre l'enfant oncologique et un groupe contrôle (IMC). Aucun enfant n'était en agranulocytose lors de l'intervention. L'étude montre que les complications infectieuses sont comparables dans les deux groupes et que la chronologie de la chimiothérapie (pré- ou postopératoire) n'a aucune influence.

Du point de vue métastatisation au niveau de la gastrostomie, des études dans la population adulte ont montré que des tumeurs de la sphère ORL peuvent métastasier à la gastrostomie. Une des hypothèses étiologiques est la dissémination directe de la tumeur par contamination du cathéter lors de contact avec la tumeur. D'autres hypothèses étiologiques plus récentes parlent en faveur d'une dissémination hématogène ou lymphatique[101]. Cette hypothèse est corroborée par le fait que des métastases sur la gastrostomie ont été rapportées avec des tumeurs primaires loin de la sphère ORL ou de l'œsophage. Dans des travaux expérimentaux, des métastases ont été retrouvées dans d'autres sites chirurgicaux ou des zones traumatisées. L'explication postulée est que par dissémination hématogène ou lymphatique, les cellules tumorales trouvent un terrain favorable à l'implantation (vascularisation accrue, produits de l'inflammation).

Cela suppose que le risque de métastatisation tumorale au niveau de la gastrostomie ne dépend pas de la technique choisie (PEG ou Stamm) ou de la localisation de la tumeur, mais plutôt de son agressivité.

8.6 Gastrostomie et atrésie œsophagienne.

Actuellement chez les nouveau-nés sans autres malformations associées, une anastomose œsophagienne immédiate est réalisable dans presque tous les cas rendant la confection de gastrostomie inutile. Lorsqu'une anastomose primaire n'est pas possible (atrésie à « long-gap »), une gastrostomie est nécessaire pour l'alimentation et la décompression. Une fois l'enfant grandi et l'anastomose réalisée, l'orifice de gastrostomie peut être utilisé pour des dilatations en cas de sténose anastomotique. La gastrostomie peut aussi être utile comme drainage lors d'une fuite. La gastrostomie est confectionnée le plus souvent par laparotomie, même si une technique percutanée a été récemment décrite[41] (voir techniques percutanées). En principe la fistule oeso-trachéale est liée le cas échéant. L'enfant bénéficie d'une succion continue du cul-de-sac oesophagien proximal ou d'une oesphagostomie cervicale temporaire pour éviter une broncho-aspiration des sécrétions salivaires.

8.6.1 Gastrostomie « semi-étanche »

Certains enfants prématurés ayant une atrésie œsophagienne avec une fistule trachéo-œsophagienne, présentent une insuffisance pulmonaire. Cette situation rend la fermeture de la fistule (par thoracotomie ou bronchoscopie à l'aide d'un cathéter de Fogarty) hasardeuse. En cas de fistule trachéo-œsophagienne du moignon distal, la confection d'une gastrostomie peut entraîner une augmentation du risque de broncho-aspiration et une diminution de la pression intra-gastrique avec une perte de la pression ventilatoire à travers la fistule. Pour éviter cette complication, une fermeture temporaire de la jonction gastro-œsophagienne a été proposée, par une bande de silicone, lors de la gastrostomie. Cela empêche la perte de pression ventilatoire et évite le risque de broncho-aspiration. Cette manœuvre peut être tout de même difficile (dissection étendue) ou provoquer une sténose ou fibrose œsophagienne. Fann[102], décrit une méthode simple et non invasive pour éviter la perte de pression de ventilation par la confection d'une gastrostomie « semi-étanche ».

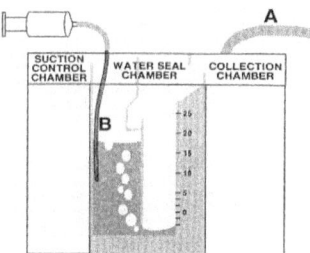

Fig. 48. Gastrostomie « semi-étanche ».
Le cathéter de la gastrostomie est connecté à la chambre de collection (A). Un cathéter attaché à une seringue, est placé dans la chambre étanche (B), du liquide est ajusté de façon à assurer la présence intermittente de bulles.

Il utilise le principe du drainage thoracique selon Bühlau. La gastrostomie est connectée à une chambre pour les collections, branchée à la chambre d'étanchéité, elle-même raccordée au dispositif d'aspiration. La chambre d'étanchéité est réglée de façon à avoir une pression de ventilation optimale et en même temps permettre l'élimination d'air lors de l'augmentation de la pression intra-gastrique. Ce montage doit être surveillé de près car s'il y a trop de fuites, la pression ventilatoire diminue et s'il est trop étanche, la distension gastrique va faciliter une broncho-aspiration. Cette méthode permet de stabiliser le patient en vue de la chirurgie définitive.

8.6.2 « Gastrostomie thoracique »[103]

Il s'agit d'une oesophagostomie thoracique utilisée lors d'atrésie oesophagienne à « long gap ». Si lors de la thoracotomie droite, la continuité de l'œsophage ne peut pas être rétablie à cause du grand écart entre les deux moignons de l'œsophage, le moignon distal peut être porté à la peau au niveau de la paroi thoracique postérieure controlatérale (7ème-8ème espace intercostal), après avoir fermé une éventuelle fistule trachéo-oesophagienne. Cela permet de nourrir l'enfant sans effectuer de laparotomie et en temps voulu d'établir la continuité oesophagienne, soit par anastomose directe, soit par transposition colique ou gastrique.

Fig. 49. « Gastrostomie thoracique » dans les atrésies œsophagiennes à « long gap »

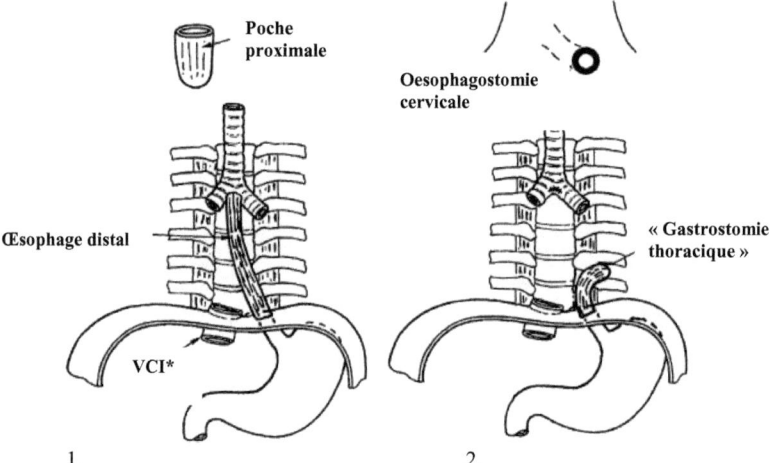

1.   2.

1. Schéma montrant une atrésie de l'œsophage à « long gap » avec le moignon œsophagien proximal et une fistule trachéo-oesophagienne en distal.
   * VCI = Veine Cave Inférieure
2. Confection d'une oesophagostomie proximale, fermeture de la fistule, puis déplacement de l'œsophage distal à travers la paroi thoracique pour confectionner une oesophagostomie distale.

Fig. 50. « gastrostomie thoracique »

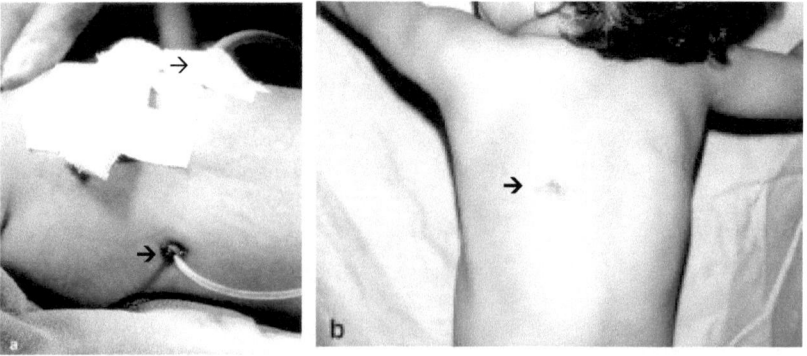

a. Aspect postopératoire immédiat (➔ = Drain thoracique, ➔ = oesophagostomie avec cathéter)
b. Aspect un an post rétablissement de continuité œsophagienne (➔ = cicatrice de l'ancienne oesophagostomie)

8.6.3 Gastrostomie et maladie de Crohn

Lors de la maladie de Crohn, la gastrostomie a son utilité soit dans l'apport calorique, soit dans la décompression digestive lors des sténoses ou lors des crises inflammatoires aiguës. Il y a peu de littérature à ce sujet. La question est de savoir si la maladie de Crohn entraîne plus de problèmes lors de la technique, lors des soins cutanés ou lors de la fermeture de la gastrostomie (risque de fistule gastro-cutanée persistante). Mahjan[104] présente une étude sur la maladie de Crohn et la gastrostomie. La technique chirurgicale utilisée est percutanée ou chirurgicale. Les deux techniques ne montrent pas plus de complications par rapport à la population normale. Des complications mineures, tels que des fuites autour du cathéter, des douleurs au site de la gastrostomie ou d'infection localisée, étaient plus fréquentes dans le « groupe percutané » (22 % versus 16 %) et dans le groupe ayant comme indication la décompression (14 % versus 3.5 %). A l'ablation du cathéter, la fermeture spontanée de la gastrostomie a été rapide dans 95 % des cas et, durant un suivi de 2,5 ans, il n'y a pas eu de formation de fistule gastro-cutanée. Selon cet auteur, la gastrostomie dans la maladie de Crohn est sûre et n'augmente pas la morbidité péristomiale ou la persistance de fistule gastro-cutanée après ablation du cathéter.

8.6.4 Gastrostomie et épidermolyse bulleuse[105]

La forme la plus sévère de l'épidermolyse bulleuse est la forme dystrophique (EBD). En plus de la peau, elle peut atteindre les muqueuses de la sphère ORL, de l'œsophage, et du canal anal. Une nutrition adéquate de ces enfants est nécessaire pour la guérison des plaies, pour combattre les infections, pour améliorer leur qualité de vie et diminuer la mortalité. Ces enfants souffrent d'un apport calorique insuffisant, le plus souvent en raison d'une sténose œsophagienne ou de besoins caloriques accrus. Peu d'auteurs se sont aventurés dans la gastrostomie dans cette population, à cause du risque accru de mauvaise guérison des plaies cutanées ou d'infections localisées. Lors de dysphagie secondaire à la sténose de l'œsophage, une nutrition par SNG, le traitement des spasmes œsophagiens par du Verapamil ou des dilatations œsophagiennes itératives ont été rapportés. La SNG est difficile à fixer et à garder en place, le Verapamil provoque de la constipation qui est déjà un des problèmes de ces patients et les dilatations œsophagiennes sont peu efficaces avec un risque de rupture de l'œsophage. La gastrostomie reste ainsi un choix intéressant. A cause du risque de lésion œsophagienne et de la sphère ORL, la PEG est déconseillée. La technique chirurgicale de Stamm est la plus utilisée. Des complications mineures, telles que des fuites autour du cathéter ou des infections, doivent être rigoureusement recherchées et traitées, car le risque d'ulcération et de formation d'abcès est important dans cette population. L'apparition de nycturie est décrite par les auteurs, secondairement à la prise alimentaire par gastrostomie, principalement nocturne. Une amélioration de ces symptômes peut être apportée par une distribution alimentaire plus équilibrée (aussi dans la journée).
Ce type d'alimentation devrait être instauré avant l'adolescence pour éviter des retards dans la croissance et le développement sexuel.

9 Complications

Différents types de complications selon la technique chirurgicale, selon le matériel utilisé ou les soins apportés à la stomie, ont été rapportés[106]. Dans la littérature, les complications sont classées selon leur chronologie (précoce ou tardive) ou le plus souvent selon leur gravité (mineure ou majeure). La distinction entre complications mineures et majeures est vague et varie selon les auteurs (table 7). Mathew[107] et Funaki[38] considèrent comme complication majeure, toute complication qui entraîne le décès du patient ou une morbidité importante avec nécessité d'une intervention chirurgicale supplémentaire, un séjour hospitalier plus long ou des séjours hospitaliers répétitifs, une transfusion ou la prise d'antibiothérapie intraveineuse. Dewald[37] ajoute toute complication infectieuse, chirurgicale ou autre, qui entraîne l'ablation du cathéter. Les complications mineures sont le plus souvent liées aux soins de la gastrostomie et au cathéter lui-même.

La morbidité peut varier selon la sélection des patients (les nouveau-nés et les sujets débilités sont à plus haut risque), selon le geste chirurgical (type d'anesthésie, type de technique, la présence d'une chirurgie associée, l'expérience du chirurgien), selon le type de cathéter utilisé ou la durée d'utilisation de la gastrostomie (les complications liées au cathéter sont proportionnelles à la durée d'utilisation).

En général la morbidité varie selon la prise en charge des complications ou la durée du suivi postopératoire[9,108].

Tab. 7 Complications selon leur gravité

Auteurs	Année	Technique	n. patients	Complications mineures (%)	Complications majeures (%)
Haws[109]	1966	GC	234	10.8	5.8
Campbell[110]	1974	GC	84	8	7
Shellito[111]	1980	GC	424	6.6	6.6
Hogan[112]	1986	PEG	40	25	17.5
Larson[113]	1987	PEG	314	13	3
Grant[19]	1988	PEG	125	8.8	4
Grant[19]	1988	GC	88	13,7	10.2
Gauderer[3]	1991	PEG	220	2	7
Marin[108]	1994	PEG	70	19	22
Khattak[9]	1997	PEG	120	22.5	17.5
Arnbjörnsson[11]	1999	GL	98	82.6	0
Funaki[38]	2000	PRG	127	3	10
Barron[39]	2000	PRG	44	41	7
Arnbjörnsson[100]	2005	GL	54	20	0
Zamakhshary[16]	2005	PEG	93	4.7	9.7
Zamakhshary[16]	2005	GL	26	3.8	3.8
Friedman[17]	2006	PRG	208	73	5
Backman[18]	2006	GL	53	87	0
Graig[114]	2006	PEG	76	25	17,5
		GC	830	9.8	7.4
		PEG	1058	15	12.3
		PRG	379	39	7.3
		GL	231	48.3	1
Total			2498	28	7

GC = Gastrostomie chirurgicale
PEG = Gastrostomie Percutanée Endoscopique
PRG = Gastrostomie Percutanée Radiologique
GL = Gastrostomie Laparoscopique

Fig 43 Complications selon gravité

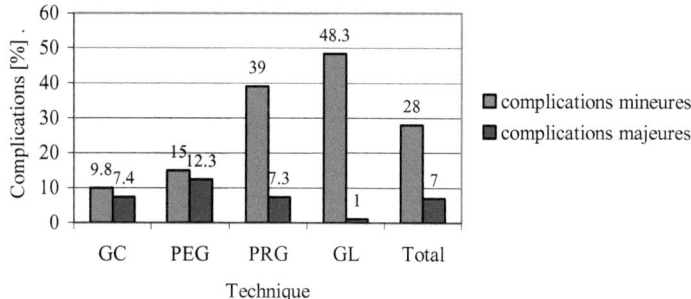

Selon les auteurs le taux des complications mineures est de 28 % et celui des complications majeures de 7 %. Les complications mineures sont surtout liées aux cathéters et au soin de la stomie, les majeures sont liées directement au geste chirurgical. La PEG est la technique présentant le plus grand nombre de complications majeures (12.3 %), suivie par la gastrostomie chirurgicale (7.4 %) et la gastrostomie « radiologique » (7.3 %). La technique laparoscopique semble être la plus sûre (complications majeures 1%).
En ce qui concerne le type de complications, les plus fréquentes sont liées aux cathéters (36%). Les autres complications sont liées à la prise en charge post-opératoire (30%) ou à la technique opératoire (28%). Les causes restantes sont rares (6%)[3,7,5,9,107,59,115,116,117].

Fig. 51. Types de complication selon les auteurs

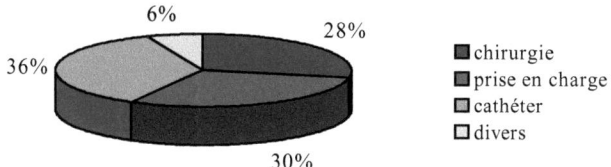

9.1 Complications liées à la chirurgie; prévention et traitement[2,9]

Des complications générales lors de l'acte chirurgical peuvent être secondaires à l'anesthésie, à l'endoscopie ou à la laparoscopie. Par exemple des difficultés ventilatoires avec désaturation ou des bradycardies sur réflexe vagal, peuvent avoir lieu lors du passage œsophagien de l'endoscope ou lors du pneumopéritoine. D'autres complications peuvent surgir lors d'une chirurgie associée tel que le montage antireflux.
Dans ce chapitre nous allons parler des complications spécifiques à la confection d'une gastrostomie.

9.1.1 Hémorragie

Des hémorragies majeures ont été décrites[9]. Elles sont souvent liées à une hémostase insuffisante lors de l'introduction du cathéter dans l'estomac ou bien lors de difficultés rencontrées lors de la confection d'un tube gastrique par les agrafes ou les sutures. Ce type de complication peut être évité par une hémostase soignée et par la vérification de la crase en préopératoire. Si l'hémorragie provient du site de gastrostomie, une traction sur le cathéter ou l'instillation de solution saline glacée ou l'infiltration du site par de la vasopressine peut permettre l'hémostase[58]. Si le saignement persiste, une endoscopie peut aider à sa localisation. D'autres moyens diagnostics par angiographie de l'artère gastrique gauche et injection de vasopressine ont été décrits. La meilleure thérapie est la suture hémostatique directe. Des hémorragies massives immédiates ont été décrites par perforation de l'artère gastro-épiploïque[20]. Des hémorragies à distance de l'opération ont été décrites chez des patients présentant des varices liées à une hypertension portale.

D'autres causes d'hémorragie peuvent être secondaires à une érosion de la paroi gastrique par le ballonnet ou le champignon. Le diagnostic est posé par endoscopie lors d'hémorragie digestive haute et une thérapie médicamenteuse (anti-H2) s'avère le plus souvent efficace[11].

9.1.2 Infection

Il s'agit d'une complication fréquente, qui peut avoir lieu avec tous les types de gastrostomie. Les techniques percutanées antérogrades sont les plus à risque à cause du passage du cathéter au niveau de la sphère ORL. Sharma[118] a clairement montré par une méta-analyse que l'utilisation de l'antibioprophylaxie avant la PEG contribue à une diminution significative du risque d'infection cutanée de 73 à 17.5 %. Actuellement le traitement antibiotique prophylactique (d'une seule dose 30 minutes avant le geste jusqu'à 48 h en postopératoire chez les patients à risque) lors du geste chirurgical est largement utilisée. L'antibiotique le plus utilisé est l'amoxicilline avec ou sans acide clavulanique ou une céphalosporine de 1ère ou 2ème génération. Une méthode simple pour prévenir la contamination du cathéter lors de son passage ORL, décrite par Suzuki[119], est l'utilisation d'une housse amovible couvrant le cathéter jusqu'à l'estomac, enlevée avant le passage percutané (fig. 52 et 53).

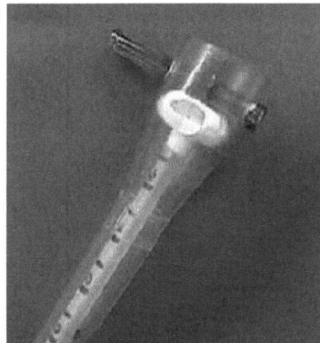

Fig. 52. Housse amovible de protection du cathéter spécial pour PEG.

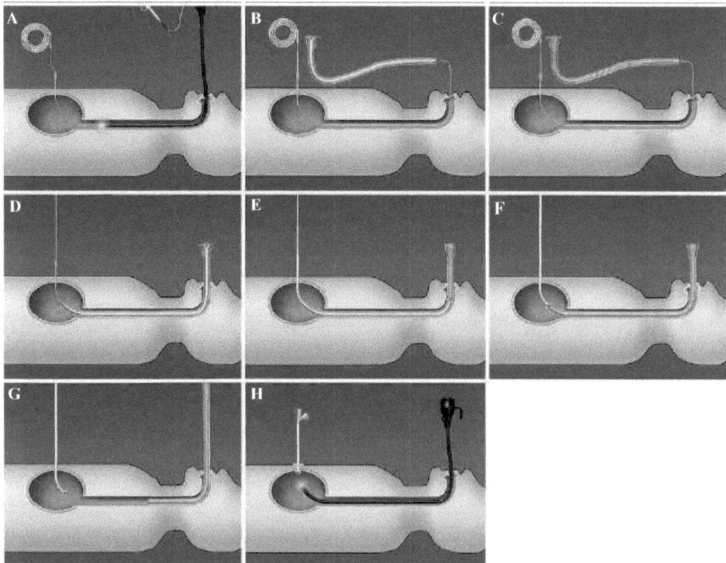

Fig. 53. Insertion du cathéter protégé par la housse : le fil est retiré (A) et connecté au cathéter protégé par la housse (B). Celui-ci est amené en intra-gastrique (D). Par étirement le cathéter est dégagé de sa housse protectrice à travers de la paroi abdominale (E et F). Une fois le cathéter en place, la housse est retirée (G). Contrôle du bon emplacement du cathéter (H).

L'infection est le plus souvent limitée à la peau et au tissu sous-cutané, mais des infections massives transpariétales (fascéite nécrosante, myosite) avec issue mortelle, ont été décrites[120]. Des ostéomyélites costales sont possibles, si la gastrostomie est positionnée trop près du rebord costal ou migre vers celui-ci avec la croissance[121]. L'immunosuppression ou la prise de stéroïdes sont des facteurs de risque. En cas d'infection cutanée localisée, une thérapie antibiotique et des changements fréquents de pansement et de la position du dispositif, s'avèrent le plus souvent suffisants. Dans les cas les plus graves, la gastrostomie doit être enlevée[11].

Des cas de péritonite ont été décrits[9], en cas de non éloignement du côlon avant la ponction (voir plus bas), lors de fuites du contenu gastrique à partir d'une brèche du trajet fistuleux (déplacement du cathéter), lors de mauvais placement du cathéter (surtout par les techniques radiologiques[17]) dans ou à travers le côlon, l'intestin grêle et dans le péritoine. Dans ces cas, une révision chirurgicale par laparotomie est le plus souvent nécessaire.

9.1.3 Lésions de l'œsophage[122,20]

Il s'agit de lésions causées lors du passage œsophagien par l'endoscope, le guide (fig. 54) ou le cathéter dans les techniques percutanées antérogrades.

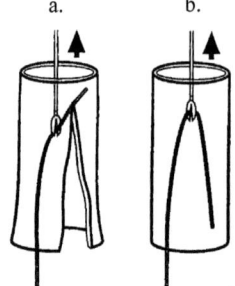

Fig. 54. Mécanisme de lésion œsophagienne lors de la « pull-PEG »

a. Risque de lésion
b. Technique sans danger

Pour éviter ces lésions, l'endoscope devrait avoir des dimensions adaptées à l'enfant. Le guide devrait être saisi loin de son extrémité pour permettre son plissement pendant son passage dans l'œsophage (fig. 54). Le cathéter devrait être de taille approprié et lubrifié préalablement. Il faudrait éviter toute traction contre résistance.

9.1.4 Lésion de la paroi gastrique postérieure

La paroi gastrique postérieure peut être lésée ou perforée, soit lors de la procédure initiale, soit lors du changement de cathéter. L'utilisation de l'électrocoagulation peut être particulièrement dangereuse, surtout chez l'enfant, car la lésion peut être difficilement reconnue. Lors d'un changement de cathéter, la survenue d'une fistule gastro-aortique avec issue fatale, suite à une lésion de la paroi gastrique postérieure, a été décrite[123]. Lors de la procédure initiale on conseille d'utiliser des sutures de suspension de la paroi antérieure lors de l'ouverture de l'estomac. Une fois le cathéter en place, on conseille d'effectuer un contrôle radiologique par injection d'air, de solution hydrosaline ou de produit de contraste, pour tester sa position et son fonctionnement.

9.1.5 Malposition du cathéter dans l'estomac

Les cathéters placés dans l'antre gastrique peuvent obstruer le pylore, surtout ceux à ballonnet. Dans cette situation, la tendance au suintement est augmentée. A l'opposé, les cathéters haut placés peuvent rendre une opération au niveau du fundus difficile. Tout patient qui pourrait bénéficier d'une reconstruction œsophagienne à partir d'un tube gastrique devrait avoir la stomie placée loin de la grande courbure. La zone du «pacemaker» gastrique (1/3 moyen de la grande courbure) devrait être évitée, même si une atonie secondaire à une lésion de cette zone n'a pas été prouvée. La position idéale de placement d'une gastrostomie se situe dans la portion moyenne de la paroi gastrique antérieure, entre la grande et la petite courbure.

9.1.6 Lésion du côlon et de l'intestin grêle

Il s'agit d'une des complications majeures des techniques de gastrostomie percutanée. L'incidence est de 2-3%[9,124]. Lors de la ponction de l'estomac, le passage « aveugle » de l'aiguille à travers la paroi abdominale peut entraîner la ponction et le passage à travers le côlon ou l'intestin grêle[125].
Le côlon transverse est normalement antérieur à l'estomac et est déplacé vers le bas lors de l'inflation de l'estomac. Un estomac insuffisamment gonflé peut ne pas déplacer suffisamment le côlon, ou paradoxalement un estomac trop gonflé peut entraîner le passage d'air vers le grêle qui peut repousser le côlon vers le haut.

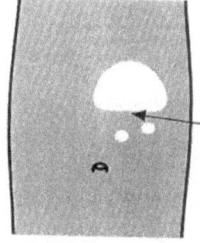
Fig. 55. Opacité du côlon transverse lors de la transillumination gastrique[122].

Si le côlon ou l'intestin grêle se trouvent devant l'estomac, ils sont perçus comme une ombre. L'aiguille devrait être introduite au-dessus de l'ombre colique ou grêle. La clarté gastrique est un indicateur de la proximité de l'estomac avec la paroi abdominale. Une confirmation de la bonne position gastrique peut se faire par la pression digitale de la paroi abdominale dans la zone de transillumination ; cette empreinte doit être visible par endoscopie. Quand l'estomac est accolé à la paroi abdominale, l'empreinte est précise et bien localisée. Quand l'estomac est loin de la paroi abdominale, l'empreinte est moins distincte et sur une aire plus élargie. L'utilisation d'une seringue connectée à une aiguille maintenue en aspiration pendant la ponction peut augmenter la sécurité du geste, car elle ne devrait pas contenir d'air jusqu'à l'entrée dans la lumière gastrique contrôlée par endoscopie ; autrement, il faudrait suspecter que l'aiguille ait perforé la lumière d'un autre organe. Lors de techniques percutanées radiologiques certaines équipes opacifient le côlon pour mieux le localiser.

Malgré ces précautions ou faute de les avoir respectées, la formation d'une fistule gastro-colique, gastro-jéjunale ou gastro-colo, gasto-jéjuno-cutanée peut s'en suivre[124,126]. Lors de l'alimentation par le cathéter, le patient peut présenter des douleurs abdominales crampiformes avec apparition de diarrhées laiteuses ou vomissements fécaloïdes[12]. Si la fistule est en communication avec la peau, l'apparition de fuites fécaloïdes avec infection locale est possible. Rarement, la fistule peut se manifester par une péritonite. Cette infection apparaît le plus souvent lors de changement du cathéter, qui entraîne des fuites intrapéritonéales[126]. Le diagnostic peut être suspecté par la clinique et confirmé par un transit radio-opaque ou un scanner.

9.1.7 Lésion d'autres organes

Lors de la chirurgie ouverte, pendant l'écartement, des organes tels que le foie, la rate et le pancréas peuvent être lésés. Lors de la chirurgie percutanée, surtout radiologique, le foie ou le duodénum peuvent être lésés. Le positionnement du cathéter dans le duodénum peut entraîner une cholestase ou une pancréatite aiguë par compression de l'ampoule de Vater[127].
En radiologie pour éviter de ponctionner le foie, un repérage par ultrason avant le geste est effectué.

9.1.8 Déhiscence de la plaie, hernie ventrale, prolapsus gastrique

Il s'agit surtout de complications liées à la technique chirurgicale ouverte, chez les nourrissons, les patients débilités ou sous ventilation artificielle. Lorsque la gastrostomie est confectionnée dans l'incision chirurgicale, des fuites importantes peuvent avoir lieu et entraîner un élargissement de la gastrostomie avec un risque (0.8-1.2 %) de prolapsus gastrique[128]. Une révision de la gastrostomie est souvent nécessaire. Pour traiter le prolapsus gastrique, plusieurs interventions ont été décrites, telles que la fermeture de la gastrostomie et la création d'une nouvelle, le rétrécissement de la gastrostomie, la fixation gastrique ou la création d'un tube gastrique selon Janeway[129]. Ce type de complication peut être évité par le choix approprié de l'incision, en limitant sa taille et par l'extraction du cathéter par une contre incision. Ces complications sont plus rares avec les techniques percutanées, car l'incision est limitée à la taille du cathéter.

9.1.9 Séparation de l'estomac de la paroi abdominale

Cette complication a lieu surtout lors de la confection d'une gastrostomie percutanée sans gastropexie (PEG, PRG). La cause la plus fréquente est le changement précoce d'un cathéter alors que les adhérences entre l'estomac et la paroi abdominale ne sont pas encore formées. Pendant ce geste, l'estomac est repoussé loin de la paroi abdominale. Une autre cause plus tardive de décollement gastro-pariétal peut être un traumatisme abdominal fermé. Le diagnostic clinique de cette complication n'est pas toujours facile. Il peut s'agir de l'apparition de douleurs abdominales lors de l'injection de nourriture ou d'une difficulté à l'injection de la nourriture à travers le cathéter. Si le contenu gastrique ou l'alimentation coulent dans la cavité péritonéale, une symptomatologie de péritonite est souvent le premier signe d'appel d'une séparation gastro-pariétale.

Pour éviter cette complication, il est possible d'effectuer une gastropexie per-opératoire (voir plus haut), de fixer le cathéter à la peau d'une façon ferme et permettre l'adhésion de l'estomac à la paroi abdominale. En cas de déplacement précoce du cathéter, il est souhaitable d'introduire un cathéter à ballonnet. Il est important de vérifier le bon emplacement du cathéter soit par endoscopie soit par radiologie avec injection de produit de contraste. Si un doute persiste sur l'emplacement ou sur la présence de fuites intra-péritonéales, une exploration chirurgicale est nécessaire.

9.1.10 Iléus mécanique

Comme dans toute chirurgie abdominale, il existe un certain risque d'obstruction secondaire à des brides ou adhérences. Ce risque est moindre avec les techniques percutanées.
D'autres causes d'obstruction mécanique plus rares sont le volvulus gastrique ou d'intestin grêle autour de la gastrostomie[130], l'invagination de l'intestin grêle sur une sonde jéjunale ou gastrique après migration jéjunale[17]. Un cas unique d'invagination de la muqueuse gastrique dans le duodénum a été décrit[131].

9.1.11 Iléus paralytique[58]

Un iléus paralytique peut avoir lieu en postopératoire. Normalement il se résout spontanément après quelques jours. Le traitement se limite à l'attente avec drainage gravitationnel par la gastrostomie. En cas d'iléus paralytique prolongé, il faudrait chercher une autre cause. Il est le plus souvent provoqué par une irritation péritonéale secondaire à des petites fuites intrapéritonéales de sécrétions gastriques. Il s'agit d'une complication potentiellement dangereuse qui peut nécessiter une révision par laparotomie. C'est pour protéger la stomie d'éventuelles fuites de contenu gastrique que des techniques de colmatage par l'épiploon autour du tube ont été décrites.

9.1.12 Pneumopéritoine sous tension

Un pneumopéritoine sous tension peut avoir lieu si la manœuvre dure long temps avec des pressions d'insufflation inadéquates et une fuite par la ponction gastrique. Cela peut rapidement conduire à une insuffisance respiratoire et hémodynamique. Le traitement est urgent et consiste à aspirer l'air intra-gastrique et à évacuer le pneumopéritoine par ponction abdominale avec une grosse aiguille[20,132].

9.1.13 Emphysème sous-cutané

Des fuites d'air autour d'un trocart peuvent produire un emphysème sous-cutané. Cette complication n'est pas dangereuse et peut se résoudre spontanément en quelques jours sans qu'aucun traitement ne soit nécessaire[20].

9.2   Complications liées aux soins de la stomie

9.2.1   Irritation ou surinfection cutanée

Les surinfections mycotiques ou bactériennes sont fréquemment rencontrées. Elles sont aggravées par l'utilisation de pansements occlusifs ou par des fuites autour du cathéter. Elles sont liées le plus souvent à une contamination du cathéter par des micro-organismes biofilmés. Ces microorganismes colonisent les cathéters en se nichant dans des crevasses. Ils produisent une matrice extracellulaire (biofilm) qui les rend 500 à 1500 fois plus résistants aux antibiotiques. Les bactéries les plus souvent rencontrées sont les Bacilles, les Entérocoques et les Staphylocoques[133].
La meilleure prévention est d'éviter tout pansement occlusif. L'endroit de gastrostomie doit rester propre et sec. Les onguents ou autres types de solutions (à l'exception des antimycosiques si nécessaire) doivent être évités.
Le meilleur soin est de maintenir la stomie sèche par l'usage du sèche-cheveux après l'avoir lavée à l'eau et au savon. Pour des lésions plus importantes avec ulcération surtout secondaires à des fuites du contenu gastrique, une thérapie topique au sucralfate a été décrite avec succès[134].

9.2.2   Tissus de granulation

C'est une réaction inflammatoire à corps étranger liée au passage du cathéter à travers la peau. Il s'agit souvent d'une lésion de petite taille qui régresse avec quelques applications de nitrate d'argent. Souvent cette lésion est négligée, ce qui entraîne la formation d'une excroissance charnue, suivie par des fuites et une irritation cutanée. Le traitement par poudres cicatrisantes ou crèmes à base de stéroïdes est controversé[135]. La cautérisation par du nitrate d'argent est efficace sur plusieurs applications, par contre peut être douloureuse et abîmer la peau adjacente. Si ce traitement s'avère inefficace, on peut avoir recours à une électrocautérisation ou excision chirurgicale. Le phénomène est favorisé par la mauvaise hygiène, la surinfection et les mouvements du cathéter. L'usage d'antibiotiques qui sélectionnent les germes est à proscrire. En principe le tissu de granulation ne se forme plus une fois l'épithélialisation achevée.

9.2.3   Obstruction du tube

Plusieurs facteurs peuvent favoriser l'obstruction d'un cathéter :
- **Le diamètre** : le risque d'obstruction de cathéters de petit diamètre (pig-tails, par exemple) est de l'ordre de 23-35 %[96]. Plus le diamètre est petit et plus le risque d'obstruction est important. Ainsi pour un même diamètre, la lumière du cathéter à champignon est plus grande que celle du cathéter à ballonnet. Le cathéter à champignon présente donc un risque plus faible de s'obstruer.
- **Le type d'alimentation utilisée** : les formules avec des protéines à longues chaînes peuvent coaguler dans un milieu acide (pH < 4,6). Le contact de la formule avec le jus gastrique lors, par exemple, du contrôle des résidus gastriques peut entraîner la précipitation des protéines dans la lumière du tube et l'obstruer. Cela ne se produit pas avec des formules semi-élémentaires ou dans un milieu moins acide (jéjunum par

exemple). Certains médicaments ont un pH < 5 et s'ils sont mélangés avec la formule, ils peuvent entraîner une obstruction du tube. Il est recommandé de ne pas mélanger ces médicaments avec l'alimentation et de rincer le tube avec de l'eau après avoir mesuré les résidus gastriques[136].
- **Mode d'administration de l'alimentation**. L'incidence d'obstruction est moindre lors d'alimentation en bolus par rapport à celle à débit continu. Cela est probablement lié au fait que l'alimentation en bolus est donnée avec un volume et une pression supérieure. Il est conseillé lors d'alimentation à débit continu, de rincer le tube avec de l'eau (10-30 ml) toutes les 4-6 heures[136].
- **La prise de médicaments**[137] devrait être limitée à des sirops ou poudres dissoutes.

Avant et après chaque utilisation du cathéter, celui-ci doit être rincé à l'eau. Une étude montre que le rinçage prophylactique du cathéter avec une solution d'enzymes pancréatiques peut réduire le risque d'obstruction de 16 à 4 %[138]. Lors d'obstruction, un rinçage sous pression à l'eau tiède s'avère suffisant pour 1/3 des cas. Si l'obstruction persiste, il faut exclure un nœud ou une « coudure » (« kink ») du cathéter par un examen radiologique. Si tel est le cas, il faut déplacer ou changer le cathéter. D'autres solutions de rinçage ont été proposées, telles que des boissons carbonées (Coca-Cola®, Pepsi-Cola®), des enzymes pancréatiques ou du bicarbonate de sodium[58,136,139]. Cinquante pour cent des obstructions sont levées grâce à ces solutions. L'échec peut persister si l'obstruction date de plus que 24 heures. Dans ce cas, une dernière possibilité est la désobstruction mécanique à l'aide d'un cathéter vasculaire (type Fogarty), d'une brosse endoscopique ou d'un guide flexible. Si cela ne suffit pas et si le tractus de la gastrostomie est guéri, le changement du cathéter est à envisager.

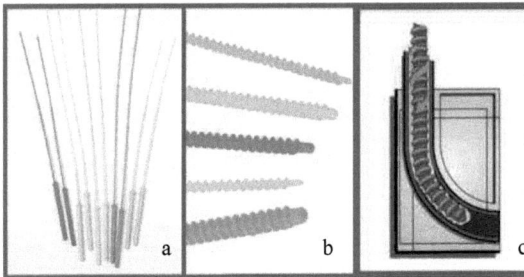

Fig. 56. Guides flexibles pour désobstruer le cathéter d'alimentation[136]
a. Tailles différentes
b. Pointe spiralée
c. Par un mécanisme de rotation, le bouchon est fragmenté et poussé hors de la sonde.

9.2.4 Dumping syndrome

Pendant ou après la prise alimentaire par gastrostomie, l'enfant peut présenter un inconfort, un malaise, des vomissements ou des diarrhées.

L'arrivée rapide d'aliments hyperosmolaires dans l'intestin grêle par la gastrostomie, peut entraîner un appel d'eau dans la cavité intestinale, une augmentation de la circulation sanguine de l'intestin et par conséquent une diminution du volume du sang dans la circulation générale. Ce phénomène est appelé le **Dumping syndrome précoce**. Cliniquement, cela peut se manifester par des douleurs ou des crampes abdominales, un ballonnement, des sueurs, une pâleur, des palpitations, des nausées, des vomissements et des diarrhées. La fréquence et l'importance de ces différents symptômes sont très variables. C'est l'association de plusieurs de ces manifestations et leur répétition qui doivent évoquer le dumping syndrome. Un autre phénomène, appelé **Dumping syndrome tardif**, se manifeste quelques heures après le repas. Ce phénomène est lié à l'absorption rapide de sucres par la muqueuse de l'intestin grêle provoquant une hyperglycémie. En réponse, l'organisme de l'enfant produit une très grande quantité d'insuline qui entraîne une hypoglycémie avec l'apparition de faiblesse, de vertiges et de sueurs. Grâce à l'utilisation de formules contenant des sucres lents ou en diminuant la vitesse d'administration alimentaire (gastroclyse lente ou débit continu), ces manifestations peuvent être diminuées ou éliminées.

9.2.5 Vomissements

L'origine des vomissements est plurifactorielle. Les enfants IMC présentent le plus souvent des vomissements récurrents[140]. Des causes centrales (augmentation du réflexe du vomissement par hypersensibilité vagale, l'hyperstimulation des centres tels que l'area postrema et les noyaux gris centraux ou l'hypertension intracrânienne), digestives (RGO, dysmotilité gastrique, vidange gastrique ralentie), anatomiques (scoliose, spasticité, constipation sévère), médicamenteuses (antiépileptiques, spasmolytiques, neuroleptiques,…) ou une intolérance alimentaire, peuvent être à l'origine des vomissements. Un problème obstructif mécanique (adhérences, migration du cathéter, invagination, constipation sévère) ou un RGO doivent être écartés. L'utilisation de médicaments gastrocinétiques (cisapride, dompéridone, érythromycine) et d'une alimentation par gastroclyse lente (1-3 heures par repas) ou à débit continu, sont le plus souvent efficaces. Une alimentation par gastro-jéjunostomie ou un montage antireflux en cas de RGO peuvent être indiqués.

9.2.6 Diarrhées

La diarrhée est liée le plus souvent à l'effet osmotique des formules. Toute autre cause de diarrhée doit être recherchée[58] (prise d'antibiotiques, prise de médicaments osmotiquement actifs, contamination bactérienne ou fongique des formules ou de la tubulure). La présence de diarrhées sous prise d'antibiotiques doit toujours faire suspecter une infection à Clostridium Difficile, qui doit être systématiquement recherchée dans les selles et traitée par l'arrêt des antibiotiques, voire par une antibiothérapie adéquate en cas de signes systémiques. Les médicaments osmotiquement actifs peuvent entraîner des diarrhées et devraient être interrompus. Ce groupe de médicaments contient le plus souvent du sorbitol (par exemple la théophylline, le paracétamol, les antitussifs, la cimétidine, l'isoniazide, le lithium et quelques vitamines)[58]. Les solutions alimentaires contaminées par des germes sont surtout les poudres dissoutes dans l'eau courante. En cas de contamination, les diarrhées sont souvent associées à d'autres symptômes tels que de la fièvre, des nausées et des vomissements. La contamination des formules atteint des taux jusqu'à 15-21% et si les symptômes sont précoces (les premières 24 heures d'introduction de l'alimentation) la contamination peut être présente dans 64% des aliments[141].

Si les diarrhées persistent une fois la contamination des formules et des cathéters éliminée, une fois la prise de médicaments hyperosmolaires ou d'antibiotiques arrêtée, on peut agir sur la qualité de la formule. Une solution possible est d'utiliser des formules iso-osmolaires. Si avec ces formules l'apport calorique n'est pas suffisant, il est possible d'introduire une diète hyperosmolaire progressive associée à l'administration d'eau en quantité suffisante et à des flocons de banane. On peut aussi introduire des médicaments inhibant le péristaltisme, tels le lopéramide, la codéine, ou la teinture d'opium. L'addition de fibres dans la diète peut aussi aider le transit intestinal. Des acides gras à courte chaîne, les produits de dégradation des fibres, et les polysaccharides non digérés sont résorbés aisément par le côlon, en augmentant ainsi l'absorption d'eau et de sodium. Par ce mécanisme, les fibres ne peuvent diminuer les diarrhées que si la flore bactérienne colique est intacte[58].

9.3 Complications liées au type de matériel

9.3.1 Fuites

Si la gastrostomie est bien confectionnée, la présence de fuites chroniques est rare. Dans les cas les plus sévères, les fuites peuvent être suivies par un prolapsus de muqueuse gastrique (voir plus haut). Si ces fuites ne sont pas corrigées, elles peuvent amener à un élargissement de la stomie, au déplacement du cathéter et à des désordres d'ordre métabolique.

Fig. 57. Mouvements de pivot du cathéter[2].

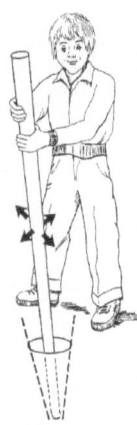

La cause la plus fréquente de fuite chez l'enfant est l'élargissement de la stomie par des mouvements de pivot d'un cathéter trop grand ou trop rigide. D'autres cause possibles sont : la minceur de la paroi abdominale, surtout si le cathéter est extériorisé par la ligne médiane, l'hyperpression abdominale (pleurs, spasticité, épilepsie) ou le volume alimentaire plus important par rapport à l'adulte.

Jones-Saete[137] décrit des fuites autour du cathéter chez tous les patients traités par valproate. Les particules de ce médicament ont la caractéristique de se déposer autour du tube en ne permettant pas une bonne adhérence entre le tube et la stomie entraînant des fuites. Dans son étude, les fuites se sont estompées après l'arrêt du valproate.

Des fuites peuvent êtres liées aux cathéters. En cas de migration interne du cathéter, le dispositif de rétention interne n'est plus à la paroi et son effet sur l'étanchéité est perdu. En cas de cathéter à ballonnet si le volume est insuffisant, il peut y avoir des fuites.

La première mesure contre la fuite est de vérifier l'emplacement du cathéter (mesure de la longueur du cathéter trans-pariétal) et de vérifier le volume du ballonnet le cas échéant[142]. Le cathéter doit sortir perpendiculairement de sont trajet pariétal. Si les fuites persistent, le ballonnet peut être rempli ultérieurement, le cathéter peut être échangé avec un autre de la même taille ou plus grand. Parfois il est suffisant d'enlever le cathéter pour quelques heures ou de mettre temporairement un cathéter plus petit, pour permettre à la stomie de diminuer de taille. Tout tissu de granulation doit être traité (nitrate d'argent, antiacides)[12]. Si la peau est irritée par les fuites, elle peut être protégée par des compresses ou par des éponges hydrophiles en polyuréthane. La peau peut être séchée par des poudres adhésives[142].

Si ces manœuvres simples ne s'avèrent pas efficaces, une révision chirurgicale de la stomie est nécessaire[58,143,121].

Fig. 58. Technique percutanée de changement d'emplacement de gastrostomie[143].

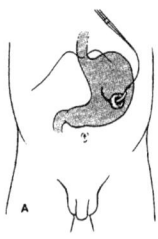

A. Introduction d'une grande aiguille courbe au travers de la stomie. Une fois le nouvel emplacement de la stomie choisi, l'aiguille est passée de la lumière à travers la paroi gastrique et abdominale en extériorisant le fil de suture.

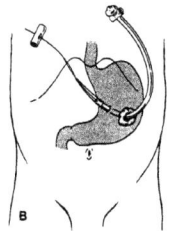

B. Le cathéter de Pezzer préparé comme pour une PEG, est guidé par le fil de suture.

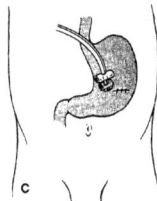

C. Fin de la procédure, la stomie a été replacée, la « cross-bar » est en place, pour rapprocher l'estomac de la paroi abdominale. Fermeture extra péritonéale de la stomie précédente.

9.3.2 Gêne

Une certaine gêne est initialement présente pour tout type de cathéter de gastrostomie. Chez certains patients les douleurs sont importantes. Cette gêne peut être provoquée par le dispositif de rétention externe trop serré à la paroi abdominale. Plus rarement un hématome ou une infection locale peuvent donner une symptomatologie douloureuse[20]. Si la gastrostomie est placée proche du rebord costal, des douleurs suite à l'irritation du nerf intercostal sont possibles. Un bloc du nerf costal correspondant peut soulager temporairement la symptomatologie, mais le replacement de la gastrostomie est le traitement définitif. Si la douleur est causée par l'acidité gastrique, un traitement antiacide est le plus souvent efficace[11].

La gêne peut être minimisée en utilisant des cathéters de petite taille, plus souples, en évitant la traction, et en plaçant les cathéters loin du rebord costal.

9.3.3 Détérioration du cathéter

Les cathéters les plus utilisés étaient fabriqués en latex. Il s'agit d'un matériel ayant plusieurs avantages en particulier liés au coût, mais il n'est pas biocompatible et durcit avec le temps. Cela pose problème surtout lors de l'utilisation de cathéters de Foley, car le ballonnet peut se détériorer et se rompre après quelques semaines. Le latex ne devrait plus être utilisé aujourd'hui du fait des risques vitaux qu'il fait courir aux patients par sensibilisation allergique chronique. Actuellement, on utilise des cathéters entièrement fabriqués en silicone (Silastic®) ou en latex, recouverts par de la silicone. A remarquer qu'avec ces derniers, le risque d'anaphylaxie n'est pas totalement exclu surtout lors de rupture du ballonnet. Une étude récente[133] sur la contamination bactérienne des tubes en silicone par des bactéries biofilmées (voir plus haut), a montré que ces germes augmentent la destruction du cathéter par le métabolisme des composants de la silicone.

9.3.4 Déplacement accidentel

Il s'agit d'un problème chez le patient peu collaborant. Il peut avoir lieu lorsque le patient est mobilisé ou déshabillé. Le cathéter devrait toujours être bien fixé; il existe plusieurs dispositifs sur le marché de type non occlusif qui permettent de fixer correctement le cathéter. Bar-Maor[144] décrit une technique simple pour ancrer les tubes à la peau, par points de fixation, simplement en étirant le tube quand la ligature autour du tube est posée, cela produit une ligature serrée. Les cathéters à ballonnet s'arrachent plus facilement à cause de la rupture du ballonnet ou d'une diminution de son volume par des fuites de sa valve. Tandis que l'arrachement des cathéters à champignon est beaucoup plus rare.

9.3.5 Retard dans la réintroduction du cathéter

Lors d'arrachement accidentel du cathéter, celui-ci doit être replacé avant que la fistule ne se ferme (sauf si elle est tapissée par de la muqueuse gastrique). Cette fermeture peut avoir lieu en quelques heures. Il est impératif d'enseigner aux parents comment éviter le déplacement du cathéter et comment le replacer. Si les parents ne sont pas à leur aise pour réintroduire un cathéter de Pezzer, ils sont instruits à remettre un cathéter à ballonnet provisoire en attendant le remplacement définitif par le chirurgien.
Les parents devraient toujours pouvoir disposer à domicile d'un cathéter à ballonnet de taille adaptée en réserve.

9.3.6 Migration interne

La migration interne du cathéter peut entraîner une obstruction distale (pylorique ou duodénale) ou proximale (œsophagienne)[145,146]. Elle devrait être suspectée lors de diminution de la longueur du cathéter dans sa portion extrabdominale. Des symptômes d'obstruction peuvent apparaître, tels que des vomissements, des douleurs épigastriques, une difficulté à injecter la nourriture, l'apparition de fuites autour du cathéter ou une dyspnée. La difficulté dans le diagnostic est la non spécificité des symptômes chez des enfants souvent incapables de s'exprimer (IMC). Des complications majeures peuvent surgir si le diagnostic n'est pas posé précocement. Kaddu[145] décrit une obstruction duodénale sur migration interne du cathéter entraînant des vomissements intermittents. Ce diagnostic n'a été posé qu'après multiples révisions d'un DVP. Une autre obstruction duodénale a entraîné un ictère sur compression de l'ampoule de Vater[147]. Bleacher[148] décrit un cas de fistule pyélo-duodénale, diagnostiqué par l'apparition d'urines laiteuses. Uhlen[146] décrit un cas de fistule oeso-trachéale sur migration œsophagienne du cathéter. D'autres complications, telles que l'invagination ou le volvulus, peuvent faire suite à la migration interne.
En cas de diagnostic précoce, le problème peut facilement être résolu par traction du cathéter jusqu'à ce que le dispositif de rétention interne soit à la paroi gastrique. En cas de diagnostic tardif, le dispositif peut avoir lésé la paroi digestive avec l'apparition de fistule et la nécessité de révision chirurgicale.
La prévention de cette complication consiste lors des soins du cathéter à vérifier sa longueur à l'aide d'un marquage qui doit se trouver sur le cathéter en regard du dispositif de rétention externe.

9.3.7 Migration externe et le « buried bumper syndrome »

Lorsque le cathéter, ayant comme dispositif de rétention interne un disque ou un champignon, est fixé à la peau avec trop de traction, une ischémie de la muqueuse gastrique et de la paroi abdominale peut s'en suivre. La muqueuse d'abord ulcérée et enflammée peut progressivement couvrir le dispositif de rétention interne. Le terme de «buried bumper syndrome» est alors utilisé[149]. Lorsque la migration intrapariétale se poursuit, une inflammation locale apparaît, des anses intestinales (côlon, intestin grêle) peuvent s'accoler jusqu'à l'apparition de fistules entre l'estomac, le côlon, l'intestin grêle et/ou la peau[149,126,150]; le cathéter peut migrer dans la fistule vers le côlon ou l'intestin grêle (fig. 59).

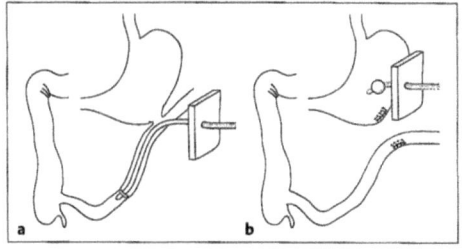

Fig. 59. Fistule gastro-iléo-cutanée par migration externe du cathéter[150].
a. avant chirurgie
b. après chirurgie

Le « buried bumper syndrome » peut être totalement asymptomatique et découvert fortuitement lors d'une endoscopie pour d'autres raisons. Des symptômes tels que: le dysfonctionnement du cathéter avec résistance au flux, la douleur à l'injection des aliments, l'absence de mobilité du cathéter, l'irritation, la rougeur et la formation d'un abcès sous-cutané peuvent apparaître par la suite. Une augmentation des fuites peut avoir lieu car le trajet de la stomie est raccourci et élargi. Des issues mortelles par septicémie ou hémorragie massive ont été décrites[151,152].
Le diagnostic peut être posé par échographie, injection de produit de contraste par le cathéter, par scanner et enfin par endoscopie. Plusieurs techniques d'ablation du cathéter ont été décrites. Lorsque le dispositif de rétention interne est seulement sous-muqueux, le cathéter peut être repositionné en intra-gastrique par endoscopie ou sous contrôle radiologique à l'aide d'un cathéter d'angioplastie[153]. Si le dispositif a migré dans la paroi abdominale ou en cas de présence d'une fistule gastro-intestinale, l'ablation chirurgicale est nécessaire[149].

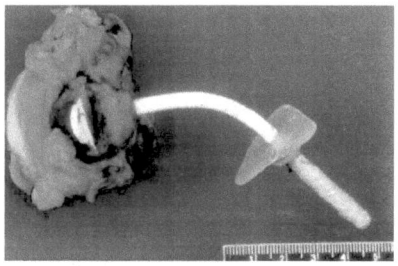

Fig. 60. Pièce chirurgicale montrant le dispositif de rétention interne localisé dans la paroi abdominale[149].

La prévention de cette complication consiste à garder en post opératoire le dispositif de rétention externe lâche (à environ 0.5 cm de la paroi abdominale), pour réduire la tension du dispositif de rétention interne sur la muqueuse gastrique. Après quelques jours le dispositif de fixation peut être serré davantage, mais il doit être mobilisé par rotation et translation tous les jours. Lorsque la fistule est mature, le changement de cathéter avec un cathéter à ballonnet peut prévenir cette migration externe.

9.3.8 Complications à l'ablation du cathéter

Un cathéter peut être enlevé par simple traction ou par section près du champignon. Une fois sectionné, le champignon peut être éliminé par le tube digestif ou retiré par voie endoscopique. La traction est le geste de choix pour les cathéters à ballonnet ou pour certains cathéters à champignon avec traction facilitée (Inverta-PEG ou Fastrac-PEG). Le cathéter avec un dispositif de rétention plus rigide, peut être enlevé par traction mais avec le risque de léser la paroi gastrique et abdominale ou le trajet fistuleux[154]; il est donc conseillé de le sectionner. Chez les adultes, la migration et l'élimination digestive du dispositif a lieu le plus souvent sans complication. Chez l'enfant, en raison du petit diamètre du tube digestif (surtout au niveau du pylore et de la valve iléo-caecale) et des possibles troubles du péristaltisme (surtout chez l'enfant IMC), le risque d'obstruction ou de migration antérograde est élevé (jusqu'à 45 % selon Yaseen[155]). En cas d'obstruction, le dispositif peut éroder la paroi digestive avec le risque de saignement, perforation ou formation de fistule[155,156,157,158]. Sa migration antérograde peut provoquer une obstruction avec inflammation locale avec un risque de sténose, de perforation œsophagienne, de médiastinite ou de fistule trachéo-broncho-œsophagienne[156,154,159]. A ce sujet des issues fatales ont été rapportées[155,157].

Certains auteurs[38,157] conseillent donc de retirer le champignon par voie endoscopique, en particulier chez des enfants de moins de 6 ans, pesant moins de 18 kg, ayant eu une chirurgie préalable (état adhérentiel avec risque majeur d'iléus mécanique), un RGO sévère ou lorsque le cathéter est resté en place pour une longue période en perdant son élasticité. Ce geste ne doit tout de même pas être banalisé, car des lésions oesophagiennes par le passage du champignon sectionné sont possibles avec le risque de médiastinite ou d'abcès rétro-œsophagien[160]. Une méthode simple pour éviter que la zone sectionnée n'abîme pas la muqueuse œsophagienne, est le retrait du champignon à l'aide d'un fil fixé à la portion restante du cathéter. Ce fil permet la médialisation du cathéter sectionné et un retrait sûr (fig. 61 et 62)[161].

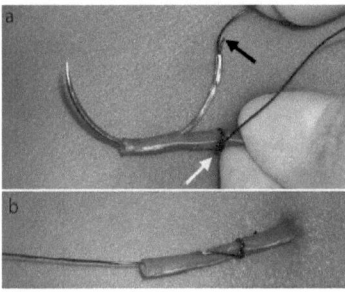
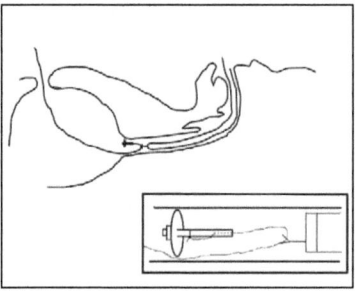

Fig. 61. Fixation du fil au cathéter restant a. le fil est fixé au cathéter (flèche blanche) puis introduit dans sa lumière à l'aide d'une aiguille tranchante (flèche noire) b. Le fil après fixation et passage dans la lumière du cathéter.

Fig. 62. Le champignon est retiré par endoscopie à l'aide du fil noué. Détail : position parallèle du champignon par rapport à la lumière œsophagienne.

Si on préfère l'élimination du champignon par voie intestinale, un suivi rapproché devrait avoir lieu[156,158]. Si l'élimination du champignon devait ne pas avoir lieu dans les 3 semaines ou que sa position restait fixe sur des contrôles radiologiques, une extraction chirurgicale est nécessaire.

9.3.9 <u>Fistule gastro-cutanée persistante</u>

Après ablation du cathéter, environ 75 % des stomies se ferment spontanément en quelques heures voire quelques jours[162]. L'application d'un pansement occlusif ou d'un sachet de stomie pour protéger les berges de la plaie des sécrétions gastriques acides, sont le plus souvent suffisants.

Avec le temps, le canal stomial est complètement tapissé par la peau à l'extérieur et par la muqueuse gastrique à l'intérieur ; il s'en suit que la persistance d'une fistule gastro-cutanée est surtout liée à la durée de son utilisation. D'autres facteurs tels que la technique utilisée, l'âge du patient, la maladie de base, l'état nutritionnel, le type de cathéter (diamètre, rigidité), la présence d'infection locale, la prise de stéroïdes, n'influencent pas d'une façon significative le temps moyen nécessaire à la fermeture spontanée de la gastrostomie [163,164].

Si la gastrostomie a plus de 8-12 mois une fermeture spontanée est peu probable, elle peut donc évoluer vers une fistule gastro-cutanée persistante[165]. Pour aider la fermeture spontanée des mesures médicamenteuses visant à augmenter le pH des sécrétions gastriques, améliorer la vidange gastrique et diminuer la pression intra-gastrique, ont été décrites[166]. D'autres mesures topiques tels que la cautérisation par nitrate d'argent, l'instillation de désinfectants iodés (Betadine®) ou l'électrocoagulation ont été décrites[167]. Si une fuite persiste au-delà de 1 mois, une fermeture spontanée est peu probable et une fermeture chirurgicale est recommandée[164]. La technique la plus utilisée est l'excision de la fistule suivie de la fermeture séparée des parois gastrique et abdominale[162,168]. Une autre technique, consiste à exciser la couche épithéliale de la fistule et permettre sa fermeture spontanée (décrite par Shorter)[169] ou à l'aide temporaire d'un tube plus fin (décrite par Bishop)[170]. Une autre possibilité est la fermeture de la fistule par simple suture cutanée ou de la couche musculaire[162].

Des techniques plus récentes purement endoscopiques tels que : la fermeture endoscopique de la fistule par suture ou endoclips ou l'injection de fibrine ont été décrites[171,172].

Il est possible d'utiliser des agents occlusifs introduits dans la gastrostomie en formant un bouchon (collagène)[163].

9.3.10 Complications tardives

Des complications liées au portage chronique d'une gastrostomie sont possibles. Le dispositif de rétention interne peut irriter chroniquement la muqueuse gastrique en provoquant des ulcères avec hématémèse, une érosion gastrique avec risque de perforation et d'érosion des organes avoisinants (diaphragme) ou l'apparition d'une prolifération pseudo-tumorale de la muqueuse gastrique[12].

L'irritation cutanée chronique au site de la gastrostomie peut engendrer le développement d'un carcinome épidermoïde.

9.4 Divers

Des problèmes posturaux peuvent surgir surtout lors d'activités sportives, le décubitus ventral ou le port d'un corset. L'utilisation de cathéters de plus petite taille, « précourbés » ou à fleur de peau peut soulager le patient.

Des problèmes psychiques liés à l'altération de l'image corporelle et l'acceptation du dispositif peuvent apparaître surtout chez l'adolescent. Le port d'un dispositif à fleur de peau, peut améliorer l'acceptation du dispositif.

9.5 Classification des complications

Tab. 8 Classification des complications

Complications	Solutions
Liées à la technique opératoire	
Hémorragie	Choix de la procédure, technique minutieuse, endoscopiste expérimenté
Infection	
Malposition du cathéter dans l'estomac (grande courbure, antre)	Considérer l'intervention comme procédé majeur Exposition adéquate (technique ouverte ou laparoscopie)
Lésion de la paroi gastrique postérieure	
Lésions de l'œsophage	Ancrage de l'estomac à la paroi abdominale
Lésions de l'intestin grêle et du côlon	
Lésions d'autres organes (pancréas, foie,…)	
Déhiscence de la plaie	
Prolapsus gastrique à travers la stomie	Sortie du tube par contre incision
Séparation gastro-pariétale, péritonite	Eviter la sortie du tube sur la ligne blanche (paroi plus fine)
Iléus mécanique	
Iléus paralytique prolongé	
Atonie gastrique (« bloating » syndrome)	
Incapacité de la stomie de décomprimer	
Incapacité de la stomie de permettre l'alimentation	
Volvulus gastrique autour du cathéter	
Pneumopéritoine sous-tension	
Emphysème sous-cutané	
Selon la prise en charge	
Irritation cutanée, dermatomycose	Eviter des pansements occlusifs
Tissus de granulation	Cautérisation
Obstruction du tube	Rinçage après alimentation, utilisation de bicarbonate de Na ou enzymes pancréatiques.
Retard dans l'introduction du cathéter	
Traumatisme lors d'insertion du cathéter	Utilisation d'insertion atraumatique
Séparation gastro-pariétale lors de réinsertion traumatique du cathéter	Manipulation avec précaution des cathéters Instruction du personnel paramédical et de la famille
Colonisation bactérienne de l'estomac	Changer de formule
Dumping syndrome	Alimentation à débit continu
Vomissements	Formules iso-osmolaires
Diarrhées	Thérapie médicamenteuse ou montage antireflux
Reflux gastro-oesophagien	
Liées aux cathéters	
Fuites	Immobilisation correcte du tube
Gêne	Préférer le bouton de gastrostomie
Détérioration et rupture du tube	
Déplacement accidentel	
Migration interne	
Migration externe et « buried bumper syndrome »	
Ablation du cathéter	
Fistule gastro-cutanée persistante	
Erosion de l'estomac et du diaphragme	
Carcinome épidermoïde	
Divers	
Problèmes positionnels (décubitus ventral, sport)	
Problèmes psychologiques	

-DEUXIEME PARTIE-
Le bouton de gastrostomie : expérience avec le bouton à ballonnet (Mic-Key®)

10 Généralités[173]

La première innovation dans le matériel de gastrostomie vient des propositions de dispositifs cutanés à fleur de peau. Pour le confort du patient, l'absence d'une sonde longue sortant de l'abdomen est un net avantage.
Les premiers dispositifs cutanés à fleur de peau furent décrits par Barnes et Redo en 1956. Les premiers résultats furent publiés sur une série de 51 adultes en 1967. En 1977, Malecki décrivit un dispositif à niveau cutané utilisé dans des fistules gastriques chroniques, pour la collection de jus gastrique chez le rat. En 1981, Cohen décrivit l'utilisation d'un dispositif cutané chez 4 patients. Ces dispositifs étaient trop grands et rigides (deux contenant du métal), ils étaient composés par plusieurs éléments sans valve anti-reflux et étaient placés chirurgicalement. En 1982, Gauderer, a inventé le dispositif qui sera connu en suite sous le nom de « bouton » de gastrostomie[174]. Il s'agit d'un dispositif à fleur de peau ayant comme système de rétention interne un champignon et ayant un site d'alimentation sur sa portion externe. Depuis 1982, ce dispositif à été amélioré par la création d'une valve antireflux, de tubulures additionnelles plus souples, plus résistantes, mieux adaptables (« encliquetables »), à angle droit et la commercialisation de tailles multiples (longueurs et diamètres).
Depuis les innovations techniques décrites par Gauderer, l'industrie a aussi contribué à l'amélioration du matériel, notamment en 1991 aux USA et en 1996 en Europe (Ballard Medical Products), par la commercialisation d'un autre bouton qui possède un dispositif de rétention interne sous forme de ballonnet (Mic-Key®).

11 Matériel

11.1 BG à champignon (Bard®)

Il s'agit d'un dispositif à fleur de peau, en une seule pièce, composé de silicone.

Fig. 63. BG à champignon (Bard®)   (photo)

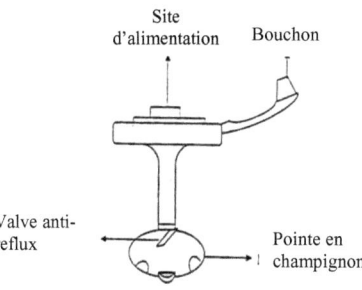
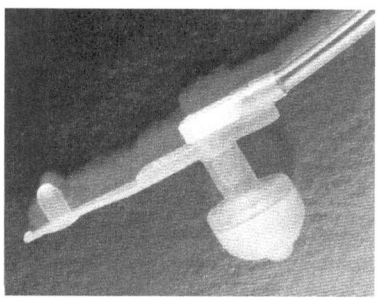

La portion intra-gastrique ressemble à celle du cathéter de Pezzer. La portion externe est formée de deux ailettes plates qui stabilisent le bouton sur la peau. Une valve en clapet prévient le reflux du contenu gastrique.

Pendant l'alimentation le capuchon est enlevé et un adaptateur est connecté pour permettre l'alimentation, l'administration de médicaments ou la décompression. Celui-ci est connecté à une tubulure, reliée à son tour à une source alimentaire. Une fois l'alimentation achevée, le tube est rincé, l'adaptateur enlevé et le capuchon réinséré.

Ce bouton a l'avantage, de par sa structure épaisse et particulièrement solide, d'être difficile à arracher accidentellement. Il a une durée de vie plus longue que d'autres BG (379 ± 305 jours)[5,175,176]. Grâce à sa conformation externe, c'est le BG ayant le meilleur profil à fleur de peau.

Les désavantages principaux sont liés à la douleur lors de l'insertion ou du retrait du bouton. A cause de la structure rigide du champignon, il est nécessaire de l'élonger pour pouvoir l'introduire ou l'enlever à travers la gastrostomie. Il s'agit d'un geste douloureux, qui peut être fait sous anesthésie locale, mais chez l'enfant on préfère le plus souvent l'anesthésie générale. Lors de ces manœuvres, il y a un risque d'endommager le canal stomial ou de produire un décollement gastro-pariétal qui peut conduire à une péritonite.

Enfin, alors que la structure du bouton permet un usage prolongé, la valve antireflux faite d'une petite membrane à clapet, s'use à la longue et fuit.

11.1.1 Accessoires du BG à champignon

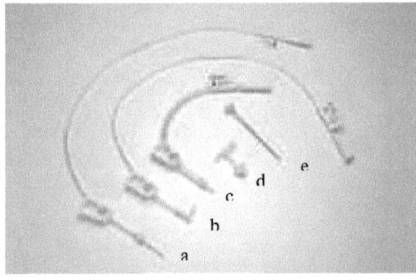

Fig. 64. Bard® Button Kit: les accessoires.
a. Tubulure de décompression
b. Tubulure pour alimentation à débit continu
c. Tubulure pour alimentation en bolus
d. Bouton à champignon
e. Tige d'allongement du champignon pour son introduction.

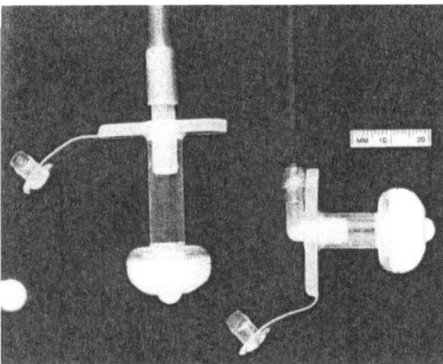

Fig. 65. BG à champignon avec les prolongateurs: détails du site de connexion[177].
a. Tubulure pour l'alimentation en boulus (droit)
b. Tubulure pour alimentation à débit continu (90°)

Prolongateurs pour l'alimentation en bolus et l'alimentation à débit continu :

Il existe deux types de tubulure. L'un pour l'alimentation en bolus, présente un adaptateur en plastique rigide qui est droit, la tubulure a un diamètre plus large, ce qui permet l'administration rapide d'aliments plus épais. Un autre pour l'alimentation en débit continu a un adaptateur avec une angulation à 90 ° et un calibre plus petit de la tubulure, ce qui permet l'administration lente d'aliment plus liquides.

Les adaptateurs ont le désavantage de ne pas être « verrouillables ». Cela signifie que lors de l'administration de l'alimentation, des déconnexions accidentelles peuvent survenir. En plus, le site d'alimentation du BG s'use avec le temps. Alors que la pièce mâle rigide de la tubulure peut être remplacée, la pièce femelle du bouton en Silastic s'use et s'étire en ne permettant pas une bonne adaptation du dispositif.

Le site d'alimentation du bouton varie avec sa taille, donc des accessoires spécifiques à chaque bouton sont nécessaires.

Tubulure de décompression

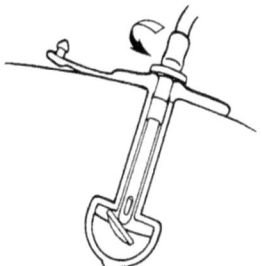

Fig. 66. Adaptateur de la tubulure de décompression

La valve antireflux en forme de clapet se trouve au niveau du champignon. Pour l'ouvrir, un dispositif de décompression est nécessaire. Ce dispositif est composé par une tige en plastique rigide avec une lumière et une fenêtre distale qui permet l'ouverture de la valve et l'aspiration du contenu gastrique et la décompression. Sa taille varie avec celle du BG.

11.1.2 Autres types de BG à champignon

Il existe dans le commerce un autre BG à champignon : le Gastro-port™ (Sandoz Nutrition Biosystems)[178]. Dans ce bouton, la valve est localisée à l'extérieur de la tige, au niveau du bouchon. La décompression peut être effectuée simplement par le dévissage de ce bouchon. Lorsque la valve devient insuffisante, il suffit de changer le bouchon la contenant. Il s'agit d'un dispositif moins cher (la moitié du prix du BG de Bard) mais le dispositif externe est plus large et moins à fleur de peau, il possède en outre un champignon à taille unique qui est difficile à insérer chez le petit enfant.

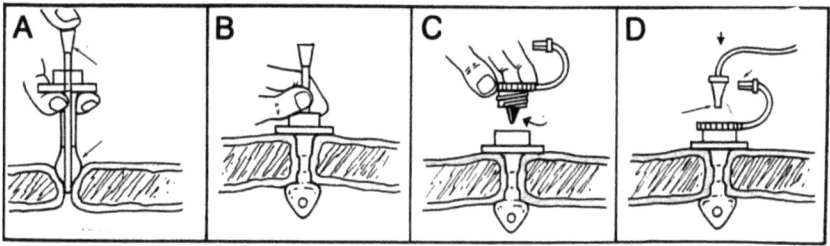

Fig. 67. Le Gastro-port™
A. Introduction du bouton par élongation à l'aide d'une tige
B. Retrait de la tige une fois le champignon en intra-gastrique
C. Vissage du bouchon avec la valve antireflux
D. Connecteur avec sa tubulure d'alimentation

11.2 BG à ballonnet (Mic-Key®)

Il s'agit d'un nouveau type de BG mis en commerce par Ballard dans les années '90.

Fig. 68. BG à ballonnet (Mic-key®)   (Photo)

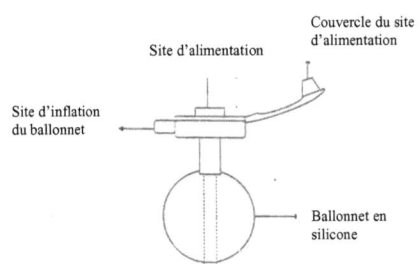
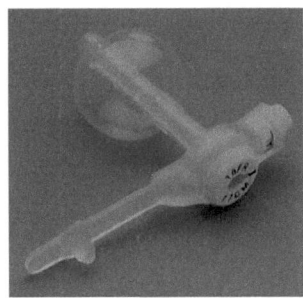

Il s'agit d'un dispositif composé d'une tige en silicone à fleur de peau. Il comporte un ballonnet gonflable à son extrémité interne et un site d'alimentation externe à l'autre. A côté du site d'alimentation, il y a le site pour le remplissage du ballonnet avec une valve, qui permet de gonfler et dégonfler ce dernier à l'aide d'une seringue.
La portion externe maintient le BG à ballonnet en position tout en permettant l'aération de la peau sous-jacente.
Le ballonnet en silicone est gonflé à l'eau du robinet et devrait être contrôlé régulièrement (une fois par semaine à une fois par mois selon les équipes).

Ce bouton présente l'avantage d'un remplacement simple et indolore, qui peut être effectué par les parents ou l'enfant lui-même après une instruction simple.
Les inconvénients majeurs sont une durée de vie qui semble limitée (259 ± 247 jours)[175].
La principale cause de changement du bouton est due aux défectuosités du ballonnet qui devient poreux, fuit ou éclate. La fragilité relative du ballonnet est largement compensée par la facilité de remplacement du dispositif, puisqu'elle évite une anesthésie et peut être effectué par les parents, les éducateurs voire même par l'enfant lui-même.

Fig. 69. BG Mic-key: site d'alimentation

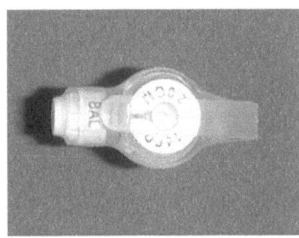

Le site d'alimentation (feeding Port) permet l'entrée des liquides, des aliments et des médicaments. Il possède un capuchon qui permet son occlusion, mais n'assure pas l'étanchéité. Une valve antireflux qui se situe à l'intérieur du site d'alimentation empêche toute fuite gastrique. Cette valve est ouverte par l'utilisation du prolongateur (Secur-Lok® ou Bolus-Feeding®) (voir plus loin).

11.2.1 Accessoires

Prolongateur SECUR-LOK® et prolongateur BOLUS-FEEDING®.

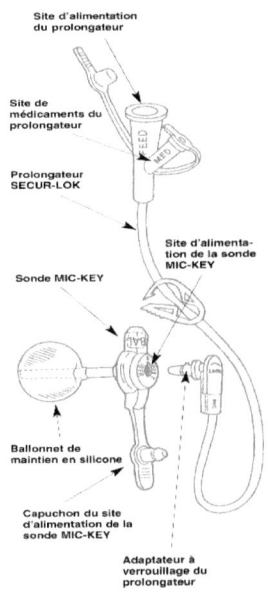

Fig. 70. Prolongateur SECUR-LOK®

Il sert à l'alimentation en continu à l'aide d'une pompe. Il peut se verrouiller sur le site d'alimentation du bouton grâce à un dispositif prévu à cet effet. Tant la pièce mâle que la femelle est réalisée en plastique rigide qui en prévient l'usure. Une fois insérées les deux pièces par un mouvement de rotation à 180°, le système est verrouillé. En inversant le mouvement, le système se déverrouille. Une fois le système verrouillé, la valve (à clapet) qui se trouve dans le site d'alimentation du bouton, s'ouvre, permettant soit l'injection, soit l'aspiration. Cet adaptateur à verrouillage a une angulation de 90°, ce qui le rend peu saillant à la peau et permet une meilleure tolérance du patient, surtout pour des prises alimentaires en continu. Il s'agit d'un système à taille unique qui convient à tous les boutons de Mic-Key. Le prolongateur mesure environ 20 cm, ce qui permet de le glisser facilement loin du patient pour l'insérer à la tubulure d'alimentation en continu. Son diamètre ne permet pas une alimentation en bolus. La connexion proximale est composée de deux sites (alimentaire et médicamenteux) ; cela permet de passer les médicaments sans interrompre l'alimentation.

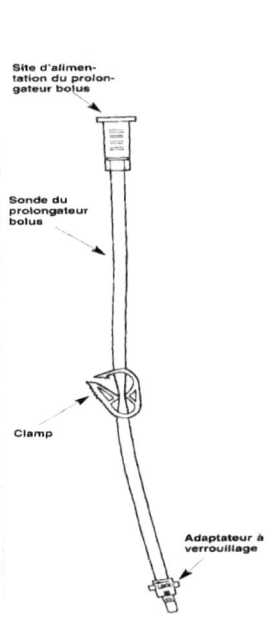

Fig. 71. Prolongateur BOLUS-FEEDING.

Il sert à l'alimentation en bolus avec une seringue à embout conique ou une poche d'aliments. Ce type d'alimentation nécessite normalement de vingt à quarante minutes. Parce que le prolongateur bolus ne comporte pas d'angle droit, contrairement au prolongateur Secur-Lok® et qu'il présente une lumière de plus grand diamètre, il convient mieux aux aliments plus épais. La conception du prolongateur bolus facilite l'élimination d'air (décompression).

Détails des sites d'alimentation Secur-Lok et Bolus-Feeding

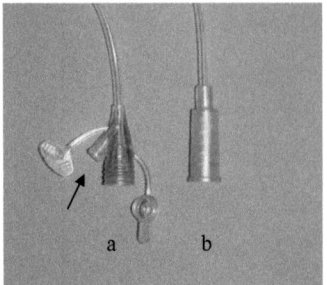

Fig. 72. Site d'alimentation des prolongateurs

a. Site d'alimentation du Secur-Lok, avec son site séparé pour la prise médicamenteuse (flèche)
b. Site d'alimentation du Bolus-feeding

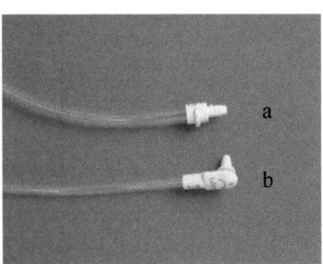

Fig. 73. Adaptateurs à verrouillage
a. du Bolus-Feeding
b. du Secur-Lok

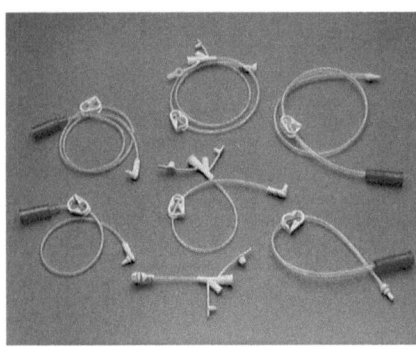

Fig. 74. Gamme complète des prolongateurs du Bolus-Feeding et Secur-Lok.

Il existe différentes longueurs des deux dispositifs. Par contre la taille de la tubulure et l'adaptateur sont universels.

11.2.2 Autres types de BG à ballonnet.

Il existe dans le commerce plusieurs BG à ballonnet. Le BG Mic-Key® est le plus utilisé. Les BG à ballonnet présentent peu de différences entre eux. Ce qui les différencie le plus est la morphologie de l'extrémité externe qui peut être plus ou moins ronde, à ailettes ou triangulaire. Les mesures des tiges varient entre 0.8-4.5 cm et 14-24 French. Le principe du site de connexion pour l'alimentation est le même que celui du BG Mic-Key, c'est à dire : universel et à verrouillage.

Fig. 75. BG à ballonnet Corflo-Cubby®

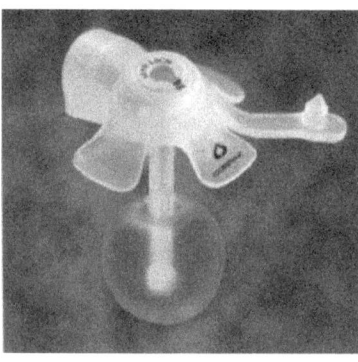

Caractéristiques :

- ✓ La forme du dôme donne du confort et réduit l'irritation cutanée
- ✓ Composé par de la silicone souple
- ✓ Ballonnet de longue durée
- ✓ Débit maximal
- ✓ Mécanisme de verrouillage
- ✓ Tubulures ergonomiques avec adaptateurs pour nutrition en bolus ou à débit continu (à angle droit)
- ✓ Valve antireflux à longue durée
- ✓ Huit longueurs de la tige pour chaque dimension en French (1.0, 1.5, 2.0, 2.5, 3.0, 3.5, 4.0, 4.5 cm)

Fig. 76. BG A ballonnet Hide-A-Port™

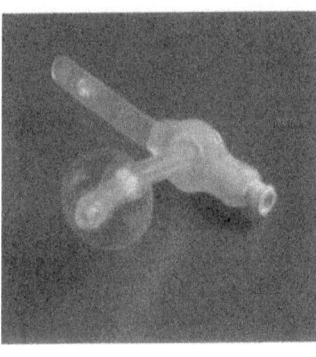

Caractéristiques :

- ✓ Le dispositif de rétention externe est à fleur de peau, confortable pour le patient, facilite les soins de la gastrostomie
- ✓ L'extrémité interne de la tige est souple et recouverte par le ballonnet
- ✓ Composé par de la silicone biocompatible
- ✓ Facile à mettre et enlever sans nécessité d'un introducteur
- ✓ La valve anti-reflux est particulièrement ajustée pour minimiser les fuites
- ✓ Le système de verrouillage de la seringue au site d'inflation du ballonnet prévient la séparation lorsque les patients sont agités ou non collaborants.
- ✓ Existence de nombreuses tailles (14-24 Fr, 0.8-4.5 cm)

Fig. 77. BG à ballonnet Mini™ Button (AMT)

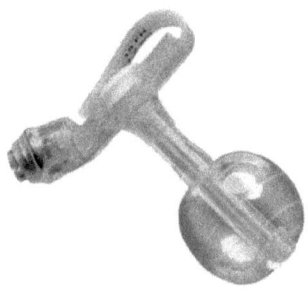

Caractéristiques :

- ✓ Confort d'un dispositif à fleur de peau
- ✓ Ballonnet à large diamètre, permet une meilleure étanchéité de la stomie
- ✓ Silicone de haute qualité, permettant une augmentation de la durée du ballonnet
- ✓ Meilleur rapport qualité/prix
- ✓ Large spectre de tailles : (14-24 Fr, 1.0-4.4 cm)

Fig. 78. BG à ballonnet Freka®

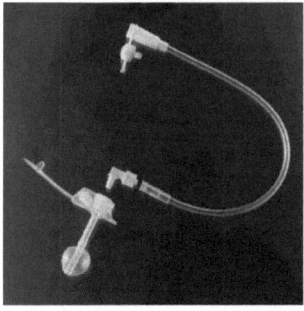 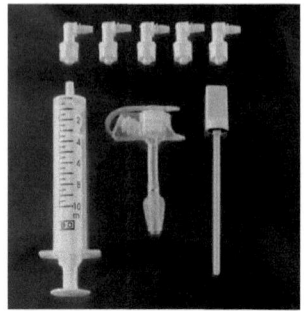

Caractéristiques:

✓ Dispositif en silicone à fleur de peau qui s'insère dans une stomie préformée.
✓ Mesures disponibles : Ch/Fr:15, 1.1-4.5 cm
✓ Anneau et strie radio-opaques
✓ Ballonnet de rétention avec une capacité de 7.5 ml
✓ Valve antireflux
✓ Valve de remplissage du ballonnet

Fig. 79. Dual Port Wizard® Low-Profile Gastrostomy Device

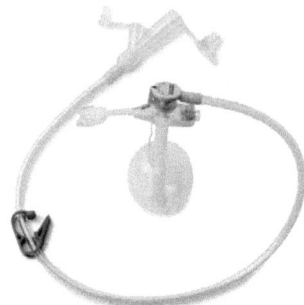

Caractéristiques

✓ Facile à positionner dans une gastrostomie préformée
✓ Ballonnet concentrique qui minimise l'arrachement accidentel
✓ Mécanisme de verrouillage amélioré
✓ Double port permettant l'alimentation et la décompression en même temps
✓ Mesures disponibles : 16-24 Fr, 1.2-4.4 cm

11.3 « Changeable skin-level port-valve »

Il s'agit d'un dispositif («port ») qui permet la conversion d'un cathéter de gastrostomie type Bard® en un dispositif à fleur de peau, type BG à champignon, sans devoir déplacer le cathéter original. Le cathéter est ainsi sectionné à fleur de peau et ce dispositif contenant une valve tricuspide en silicone et un clip de verrouillage est fixé au cathéter.
Celui-ci a l'avantage d'éviter les complications résultant d'un changement du cathéter en BG (douleur, lésion du trajet fistuleux, ou décollement gastro-pariétal). Conçu par Gauderer en 1997[179] (Fig. 80), il est actuellement commercialisé par Bard (Gauderer Genie™).

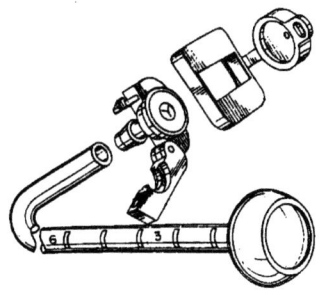

Fig. 80. « Changeable skin-level port-valve »[179]

Le dispositif initialement conçu par Gauderer présente une valve tricuspide, un clip de verrouillage et un bouchon.

Fig. 81. Gauderer Genie™ Système.

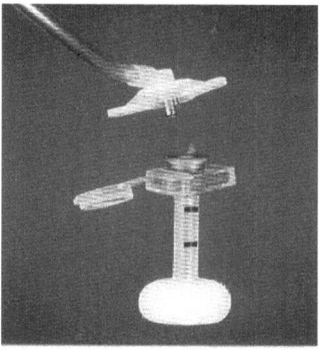

Vue d'ensemble

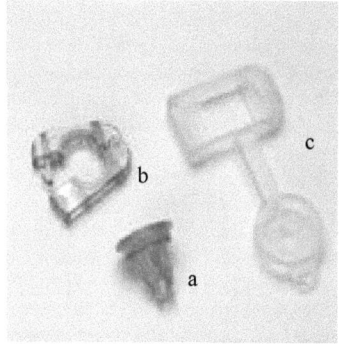

Détail des pièces du dispositif :
a. Valve tricuspide
b. Clip
c. Bouchon

Ce dispositif a l'avantage de ne pas déplacer la partie intra-gastrique ou intra-jéjunale du cathéter. Il peut être inséré n'importe quand, sans nécessité d'une anesthésie. En cas de dysfonctionnement, il peut être changé. Sa position peut être adaptée à tout type de patient. Par contre la taille minimale du cathéter doit être de 20 Fr (un nouveau dispositif pour les cathéters de 16 Fr est en fabrication). Il est difficile de connecter ce dispositif si le cathéter est coupé à fleur de peau. Cela entraîne un certain jeu qui stimule la formation de tissu de granulation. Pour obvier à ce problème et adapter ce dispositif à la croissance de l'enfant, un « espaceur » (« spacer ») peut être adapté temporairement sur le cathéter entre le port et la peau. Cet « espaceur » peut être enlevé une fois la paroi abdominale augmentée de taille.

11.4 Bouton de gastro-jéjunostomie

Ce bouton n'est commercialisé que depuis 2006. Il présente une double lumière qui permet une décompression gastrique et une alimentation jéjunale. Il est positionné dans une gastrostomie préformée à l'aide de l'endoscopie ou fluoroscopie.

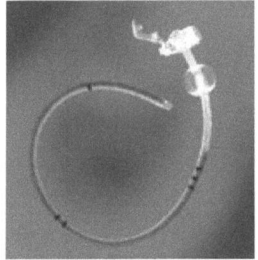

Fig. 82. Bouton de jéjunostomie trans-gastrique

11.5 Comparaison des dispositifs

11.5.1 Bouton versus Cathéter

Le bouton a l'avantage d'avoir un tube plus court et plus large par rapport au cathéter. Cela diminue le risque d'obstruction. Le BG étant à fleur de peau, il présente moins de fuites ou d'irritation locale, car il est mieux adapté au canal stomial et l'effet pivotant est éliminé. Le déplacement accidentel est moins probable. Une migration interne est impossible, avec disparition de complications telles que l'obstruction intestinale, l'érosion ou perforation d'organe. Etant plus discret, il est mieux accepté par l'enfant qui se sent plus autonome.

Par contre certains patients ou leurs parents ont préféré revenir aux cathéters de gastrostomie classique. Gauderer décrit deux cas où le cathéter a été préféré au BG à champignon[177]. Le premier cas pour des difficultés à la décompression, le deuxième cas à cause de changements répétés du BG suite à l'endommagement de la connexion et à des arrachements accidentels. Le personnel soignant de cet enfant a préféré utiliser par la suite un cathéter à ballonnet qui était plus facile à réinsérer.

Mathew compare les complications par rapport au type de dispositif de gastrostomie (cathéter versus BG) dans un groupe d'enfants oncologiques[107]. Il remarque que les enfants ayant un BG présentent plus d'infections locales et que la durée du bouton (4 mois) est moindre par rapport au cathéter (12 mois).

Tab. 9 Comparaison des complications selon le type de dispositif utilisé[107]

Complications	Type de dispositif	
	Cathéter (n = 25)	Bouton (n = 8)
Réaction péristomiale	16 (64%)	8 (100%)
Problèmes mécaniques	8 (32%)	2 (25%)
Saignement au site d'insertion	7 (28%)	1 (13%)
Intolérance lors de l'alimentation	10 (40%)	2 (25%)

11.5.2 BG à champignon versus à ballonnet[175,176,180,181,182]

Le BG à ballonnet a une gamme de **tailles** et **diamètres** plus variée, mieux adaptée au patient pédiatrique.

La **valve antireflux** du BG à champignon à clapet, est située à l'extrémité interne de la tige, elle s'ouvre par pression positive et ne permet la décompression que par l'introduction d'une tige spécifique ; elle peut facilement devenir incompétente par incrustation ou usure (surtout lors de décompressions répétées). La valve antireflux du BG à ballonnet est composée par deux hémi valves de type Heimlich et se localise à l'extrémité externe de la tige. L'insertion du prolongateur ouvre la valve, permettant la décompression sans nécessité d'introduire une tige spécifique. De plus, de par sa forme, elle est beaucoup plus résistante et reste compétente plus longtemps.

Les **dispositifs de connexions** du BG à champignon sont de différentes tailles, en fonction de celles du BG, et donc pas interchangeables. Tandis que les dispositifs de connexion du BG à ballonnet sont universels.

Le **prix** du BG à champignon est sensiblement plus élevé que celui du BG à ballonnet.

Tab. 10 Comparaison entre BG à champignon (Bard®) et à ballonnet (Mic-key®)[175,182]

Caractéristiques	Bard®	Mic-Key®
Stabilisateur interne	A champignon	A ballonnet
Stabilisateur externe	Plat, souple et rectangulaire	Légèrement saillant, rigide, rond
Diamètres de la tige	18-28 Fr	14-24 Fr
Longueur de la tige	1.2-4.4 cm	1-4.4 cm
Valve antireflux	Une membrane en clapet localisée à l'extrémité interne de la tige	Valve de type Heimlich localisée à l'extrémité externe de la tige
Dispositifs de connection	Dispositifs avec tailles différentes selon le diamètre de la tige	Un seul dispositif pour tous les diamètres des tiges
Dispositif de décompression	Un cathéter spécifique est nécessaire et doit correspondre en diamètre et longueur à la tige du BG	Les tubulures d'alimentation avec le Secur-Lok™ sont suffisantes
Avantages	Longévité	Insertion facilitée Basse incidence d'incompétence valvulaire
Désavantages	Douleur à l'insertion et au retrait Incidence élevée d'incompétence valvulaire Usure du dispositif de connexion	Moindre longévité
Causes de substitution	Incompétence valvulaire Fuites autour du bouton	Rupture ou fuite du ballonnet Fuite autour du bouton
Prix (2006)	Frs. 325.-	Frs. 199.-

12 Techniques avec le BG

Le BG peut être inséré soit par une gastrostomie préformée soit lors de la confection d'une gastrostomie (de novo).

12.1 Insertion à partir d'une gastrostomie préformée[177]

12.1.1 Insertion du BG à champignon

La gastrostomie préalable peut avoir été créée par voie ouverte, percutanée ou laparoscopique.

Sous anesthésie générale, le cathéter à champignon est enlevé après avoir sectionné la partie distale (champignon), qui est récupéré par endoscopie ; le cathéter à ballonnet est enlevé après dégonflage du ballonnet.

Le diamètre du BG est celui du cathéter enlevé. La taille de la tige est celle de la paroi abdominale. Un mesureur (fig. 83) permet de connaître l'épaisseur de la paroi abdominale. Celui-ci est inséré dans le canal stomial puis ouvert dans la lumière gastrique. Les différentes longueurs (en cm) sont affichées sur la tige du mesureur. Une fois mesurée, la taille du BG peut être choisie.

Fig. 83. Mesureur pour BG à champignon, Bard®

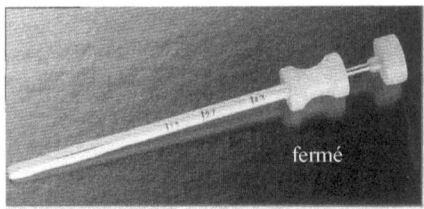
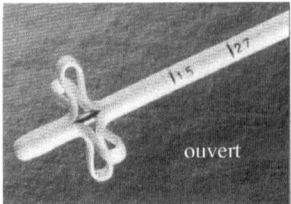

Pour introduire le BG à champignon, on utilise un introducteur qui permet l'élongation du champignon en facilitant son entrée dans la fistule préformée (fig. 62).

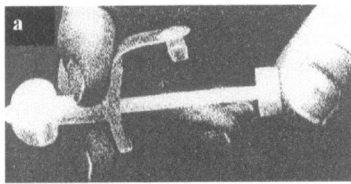

Fig. 84. Mécanisme d'insertion d'un BG à champignon

a. Insertion de l'introducteur dans la tige du BG

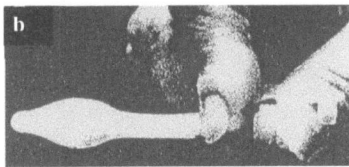

b. Allongement du champignon par l'introducteur pour insérer le champignon dans la gastrostomie préformée

Pour introduire le champignon rigide, même s'il est allongé par la tige, il faut utiliser une certaine force. Le passage du champignon à travers le canal stomial peut abîmer ce dernier. Le champignon peut rester bloqué dans le canal stomial. Cette complication peut être obviée en s'assurant que le champignon est en intra-gastrique (par endoscopie, par radiologie avec injection de produit de contraste). La complication majeure associée à cette technique est le décollement gastro-pariétal. Si cette complication n'est pas diagnostiquée précocement, une péritonite peut s'en suivre avec un risque de mortalité non négligeable[183]. Ce risque est moindre pour les gastrostomies avec gastropexie (techniques chirurgicales ou radiologiques) et si le changement du cathéter a lieu lorsque le canal stomial est bien formé[177,184] (> 3 mois).

12.1.2 Insertion du BG à ballonnet

La technique de retrait du cathéter est la même. Une fois le cathéter retiré, on mesure grâce au mesureur (fig. 85) la longueur de la tige nécessaire et ensuite on introduit le BG et on gonfle le ballonnet entre 5 et 10 ml. Si la taille du BG n'est pas disponible, on insère temporairement une sonde de Foley, jusqu'à l'obtention du BG, qui sera ensuite introduit sans nécessité d'une nouvelle anesthésie générale.

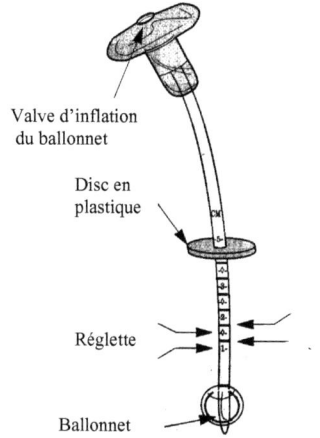

Fig. 85. Mesureur pour BG de Mic-Key®.

Il est introduit dans la gastrostomie, puis le ballonnet est gonflé et le mesureur retiré jusqu'à ce que le ballonnet s'arrête à la paroi gastrique. Sur la tige il y a une réglette qui permet d'apprécier la longueur du BG pour qu'il soit à fleur de peau.

12.2 De novo

Le BG peut être inséré de novo par une technique chirurgicale (ouverte ou laparoscopique) ou percutanée. Il s'agit de techniques surtout utilisées en association à d'autres opérations (p. ex. MAR) qui nécessitent une laparotomie ou laparoscopie. L'avantage le plus important est celui de la nécessité d'une seule anesthésie. Ruangtrakool[185] dans sa série de 132 patients compare l'insertion de novo versus l'insertion par une gastrostomie préformée et affirme avec signification statistique que la longévité du bouton est supérieure lorsqu'on utilise une technique de novo. Le désavantage majeur est le risque que la taille de la tige soit inadaptée, car sa mensuration préopératoire n'est qu'approximative.

12.2.1 Techniques par laparotomie

La technique la plus utilisée est celle selon Stamm (voir plus haut)

12.2.1.1 Technique de Stamm modifiée

Freeman [186], décrit une technique ouverte en association avec le montage antireflux : il s'agit d'une modification de la technique de Stamm, par l'utilisation d'une seule suture en bourse, qui alterne les points entre la paroi abdominale et gastrique. Cette technique crée une gastropexie en diminuant les fuites et le risque de décollement secondaire (fig. 86). Dans sa série, seulement deux patients ont présenté une complication mineure: des ulcères péristomiaux qui ont guéri sous traitement conservateur.

Fig. 86. Gastrostomie laparotomique pour BG selon Stamm modifié[186]

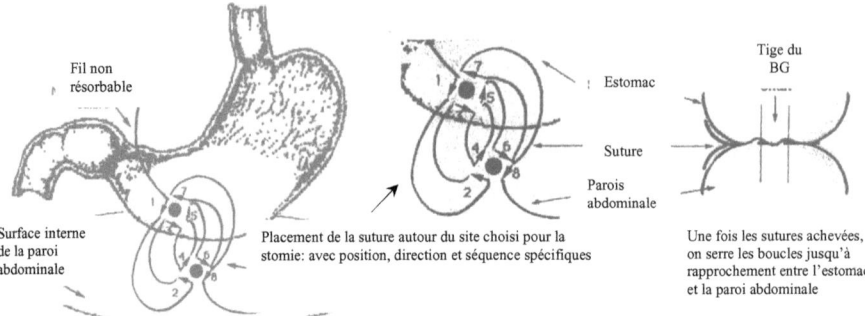

Fil non résorbable

Surface interne de la paroi abdominale

Placement de la suture autour du site choisi pour la stomie: avec position, direction et séquence spécifiques

Estomac

Suture

Paroi abdominale

Tige du BG

Une fois les sutures achevées, on serre les boucles jusqu'à rapprochement entre l'estomac et la paroi abdominale

12.2.2 Techniques percutanées.

La technique la plus utilisée est endoscopique. La technique antérograde (« pull ») utilise le BG à champignon, la technique rétrograde (« push ») endoscopique ou radiologique, utilise le BG à ballonnet.
Dans la littérature cette technique est appelée « one-step-button ».

12.2.2.1 Technique endoscopique "one-step-button" antérograde[187,188,189,190]

La difficulté la plus grande est celle de faire passer les ailettes du BG à travers la paroi abdominale. Ce problème a été résolu par l'utilisation d'une gaine effilée qui entoure l'extrémité externe du BG contenant les ailettes (Fig. 87). Un autre inconvénient est le grand diamètre de cette gaine, qui ne permet pas le passage œsophagien chez les petits enfants et entraîne la formation d'une gastrostomie à grand diamètre avec le risque de fuites ou de déplacement accidentel du BG.

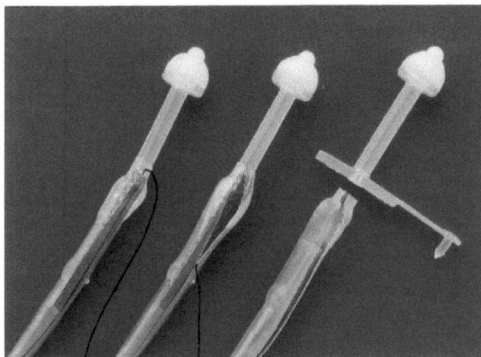

Fig. 87. BG pour pull-PEG [190].

Le BG a les ailettes contenues dans une gaine fusiforme pour permettre son insertion par pull-PEG. Une fois le BG en place, la gaine peut être retirée en l'ouvrant à l'aide d'un fil disséquant.

Une complication peropératoire possible est la séparation entre la gaine et le BG lors de son passage œsophagien[191]. Si l'opérateur s'en rend compte pendant que la gaine est toujours en partie dans l'estomac (les ailettes ne sont pas vues par transparence dans le segment rouge de la gaine), l'endoscopiste peut attraper le BG et la gaine en les retirant par la bouche et une nouvelle gaine avec son BG peut être à nouveau utilisée.

La technique du « one-step-button » peut être effectuée sous vision laparoscopique.

Une méthode hybride est décrite par Stylianos en positionnant le champignon dans une gastrostomie chirurgicale (Stamm) et en extériorisant à la peau le bouton engainé, par une contre-incision. Cette technique, selon l'auteur est indiquée chez les patients ayant une sténose œsophagienne ou un petit poids (<10 kg)[189].

12.2.2.2 Technique endoscopique "one-step-button" retrograde

Le principe de la technique est identique à la technique utilisant le cathéter (voir plus haut). Les fils de la gastropexie sont fixés aux ailettes du bouton.

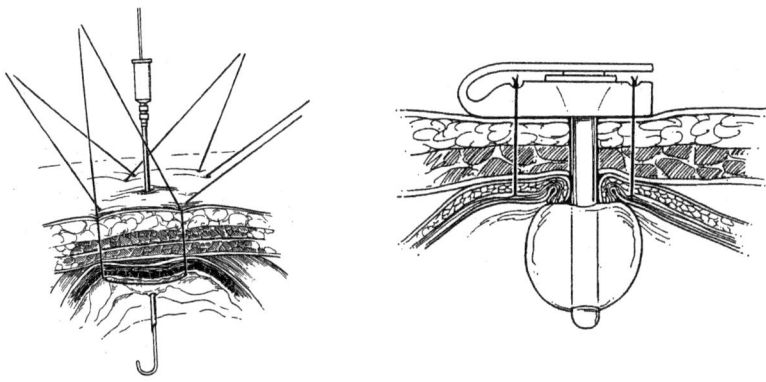

Fig. 88. Gastropexie et introduction de l'aiguille et du mandarin dans la lumière gastrique.

Fig. 89. Fixation des fils de gastropexie sur les ailettes du bouton.

12.2.2.3 Technique endoscopique "one-step-button" combinée[192]

Griffith décrit cette technique en utilisant un BG à ballonnet (Medicina® gastrostomy button) en association avec une gastropexie par ancrage (ancres de Cook®).

Principe de la technique :

Sous anesthésie générale et sous vision endoscopique, il confectionne d'abord une gastropexie par ancrages, ensuite débute une PEG classique avec introduction gastrique du fil métallique jusqu'à la bouche ; le fil est connecté à un cathéter type Bard® pour PEG classique (selon la méthode de « pull-PEG»), qui est étiré jusqu'à 5 cm à l'extérieur de la paroi abdominale. Le cône est sectionné et le bout du BG est introduit dans la lumière du cathéter et dans l'estomac par traction du cathéter au niveau de la bouche. Une fois le BG en place, il est déconnecté du cathéter par voie endoscopique. Le cathéter est retiré par la bouche.
Les ancres sont ensuite sectionnées à fleur de peau et sont éliminées par voie gastrique. Par peur d'un décollement gastro-abdominal, l'auteur a d'abord proposé de laisser l'ancrage pendant quelques semaines pour permettre un accolement gastro-abdominal.
Cette technique a l'avantage d'avoir lieu en un temps, et est indiquée surtout chez l'enfant à haut risque anesthésique.

12.3 Techniques laparoscopiques

La technique la plus utilisée est la confection d'une gastrostomie de Stamm à la peau[11,20,117]. Le BG utilisé est à ballonnet. La technique consiste à poser un fil de traction sur la paroi gastrique antérieure sous vision laparoscopique directe (fig. 90.1). L'estomac est ensuite extériorisé à la peau puis fixé à la paroi abdominale par deux points (fig. 90.2). La paroi gastrique est ouverte après avoir posé une suture en bourse autour du point de traction et l'avoir sécurisé à la peau par des sutures. Le BG est ensuite introduit (fig. 90.3).

Fig. 90. Confection de gastrostomie avec un BG par laparoscopie[117]

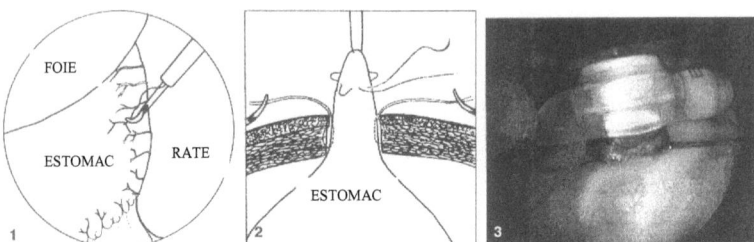

Rothenberg[117] présente une série de 240 patients ayant bénéficié d'une insertion primaire de bouton de gastrostomie par la technique laparoscopique décrite ici. Selon l'auteur, le temps opératoire varie entre 10 et 25 min. Il n'y pas eu de complications peropératoires. Il déplore 1% de complications postopératoires: infectieuse, déplacement précoce du bouton suite à une rupture du ballonnet et insertion partielle de celui-ci dans l'estomac.

Cette technique est indiquée en cas d'anatomie anormale entre l'estomac et les organes avoisinants (par exemple antéposition du côlon transverse) ou lors d'antécédents de chirurgie abdominale avec présence possible d'adhérences. Elle est de plus en plus répandue, depuis que la laparoscopie chez l'enfant est une pratique courante. Le grand avantage par rapport à la PEG, est d'avoir une parfaite vision de l'acte chirurgical, en diminuant le risque potentiel de complications peropératoires. Certains auteurs pratiquent une gastroscopie en peropératoire pour s'assurer du bon positionnement du BG. Les suites postopératoires restent simples et sont comparables à la PEG.

13 Autres utilisations du BG

Certains auteurs ont décrit des utilisations du BG pour d'autres emplois que les gastrostomies. Il est intéressant de les mentionner.

13.1 Bouton de jéjunostomie sur anse montée de type Roux-en-Y[193,194]

Ce type de montage est indiqué pour quelques patients ayant un important RGO et qui sont considérés présentant un très haut risque pour une chirurgie antireflux, en raison de leurs conditions médicales (pneumopathie chronique, cardiopathie congénitale), chirurgicales (état adhérenciel important du haut de l'abdomen) ou d'une anatomie défavorable.
Du point de vue nutritionnel, cette technique a le même effet qu'une sonde naso-jéjunale, mais cette dernière a plusieurs désavantages tels que l'arrachement accidentel, la migration vers l'estomac ou l'irritation nasale. De plus elle est psychologiquement moins bien acceptée et décourage l'enfant à développer les capacités à s'alimenter par voie orale.

Principe de la technique :

On effectue une laparotomie péri ombilicale ou transverse sus-ombilicale. On sectionne le jéjunum à 5-10 cm de l'angle de Treitz. On confectionne une suture en bourse sur l'anse distale (B) et on insère le BG. Ensuite on effectue une anastomose termino-latérale proximo-distale (A). Le BG est porté à la peau soit par la même incision soit par une autre incision. Le patient reçoit une dose d'antibiotiques prophylactiques en peropératoire. L'alimentation à débit continu est reprise 24 heures plus tard

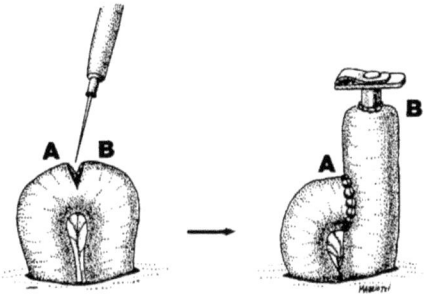

Fig. 91. Technique de confection du bouton de jéjunostomie[194]

Langer[194] décrit quelques complications : fuites autour du BG et reflux jéjuno-gastrique sur erreur de confection de l'anse montée (le BG a été placé sur l'anse proximale et non distale). Il n'y a pas eu de complications liées à la technique opératoire (infectieuses ou par lâchage de l'anastomose). Lorsque la jéjunostomie n'a plus d'utlité, elle peut se fermer spontanément ou doit être fermée chirurgicalement en cas de fistule persistante.

D'autres types de jéjunostomie ont été décrits précédemment avec montage de Roux-en-Y sans BG[193] ou avec un BG sans montage de Roux-en-Y[195] ; cette dernière technique est à risque de présenter une occlusion intestinale par le ballonnet ou le champignon.

Grâce à l'arrivée des cathéters et boutons jéjunaux trans-gastriques, cette technique est de moins en moins utilisée.

13.2 Conversion d'une gastrostomie équipée d'un BG en gastro-jéjunostomie[196]

Il s'agit de la conversion d'une gastrostomie en un dispositif de décompression gastrique et de nutrition par voie jéjunale. Les cathéters gastro-jéjunaux dans le commerce étaient autrefois trop grands pour la population pédiatrique, ce qui n'est plus vrai aujourd'hui. En outre depuis peu une commercialisation d'un bouton de jéjunostomie trans-gastrique rend ces manipulations inutiles, sauf en cas de nécessité de taille spécifique chez le petit enfant.

Fig. 92. Technique de conversion d'une gastrostomie équipée d'un BG en gastro-jéjunostomie[196]

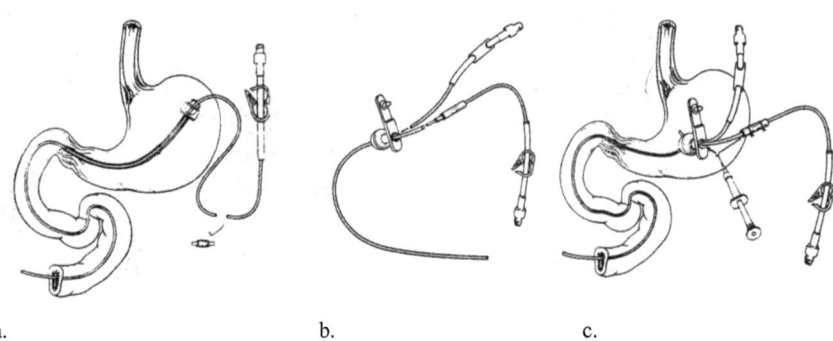

a. b. c.

Principe de la technique :

Il s'agit d'une technique faisable que lorsque la gastrostomie est bien établie et avec un BG à champignon (de 24 Fr). Le BG est retiré.

a. On introduit dans la gastrostomie un tube endo-trachéal qui servira d'introducteur. On passe ensuite dans le tube endo-trachéal le cathéter de jéjunostomie (type Hickman) après avoir sectionné son extrémité proximale. Son positionnement correct jéunal est contrôlé par endoscopie ou par fluoroscopie.
b. Le tube endo-trachéal est retiré. L'extrémité proximale du cathéter jéjunal est glissé à travers la lumière du BG sur lequel on a ôté la valve antireflux. Le BG est alors introduit dans la gastrostomie. On récupère l'extrémité proximale sectionnée du cathéter et on l'utilise en l'introduisant dans le BG à côté du cathéter maintenant jéjunal, jusqu'à la lumière gastrique ; il sera utilisé pour la décompression. Le cathéter de jéjunostomie est « reconnecté » à une extrémité du même diamètre par utilisation d'un « kit de réparation ».
c. La tige du BG est rendue étanche par l'injection de silicone.

Les désavantages de cette technique sont surtout d'ordre mécanique : tendance au déplacement, difficulté de placement, et obstruction. Il s'agit donc d'une technique temporaire jusqu'à ce que les cathéters ou boutons adaptés soient disponibles.

13.3 Boutons de caecostomie

Les boutons de gastrostomie ont également été utilisés dans le caecum pour avoir un accès colique permanent dans le cadre de la prise en charge de l'incontinence fécale. Les appendico-caecostomies (utilisation de l'appendice extériorisé en stomie pour prodiguer des lavements antérogrades selon la technique de Malone, 1990[197]), sont utilisées avec succès chez les enfants présentant une encoprésie (myélomeningocoèle, malformations ano-rectales complexes) ou présentant une constipation sévère[198] (mucoviscidose, syndrome pseudo-obstructif). Cette technique n'est pas possible chez des enfants n'ayant plus d'appendice ou si celui-ci a été utilisé pour une reconstruction urologique (appendico-vesicostomie, sphincter urinaire artificiel). Dans ces cas, on peut utiliser un bouton de gastrostomie pour créer une caecostomie continente pour l'administration de lavements antérogrades. Trois techniques, par laparotomie[199], laparoscopie[200] et par voie percutanée[201] (PEC = Caecostomie Percutanée Endoscopique) ont été décrites. Les deux complications les plus fréquentes sont l'infection et la sténose; leur fréquence est semblable à celles de la méthode classique décrite par Malone.

13.4 Fermeture temporaire de vesicostomie par BG

Badiola[202] propose l'utilisation de BG pour remplacer temporairement une vésicostomie (pour créer un système de fermeture provisoire de vésicostomie). Cela permet d'évaluer et prédire les réponses urodynamiques (vidange vésicale, compliance, continence et répercussion éventuelle sur la perméabilité des voies urinaires supérieures) dans des cas de vessies dysfonctionnelles chez des patients ayant une vesicostomie et chez lesquels une dérivation urinaire est envisagée. Dans sa série, les indications à la vesicostomie sont la difficulté à la vidange vésicale sur une dysfonction, associée à une altération de la fonction rénale secondaire à des pyélonéphrites récidivantes. Les candidats à cette cystostomie sont des enfants souffrant d'affections urologiques associées à des malformations telles qu'un cloaque ou un « prune-belly syndrome ». Il ne décrit pas de fuites autour du BG, la vidange intermittente de la vessie par le BG est possible. Après 4 semaines, le BG est toujours continent et fonctionnel sans incrustations ni formation de calculs. Les enfants sont sous antibiothérapie prophylactique et aucune infection urinaire n'est signalée. Ce bilan uro-dynamique permet d'estimer le fonctionnement vésical futur et d'éviter des procédures chirurgicales telles qu'un agrandissement vésical. Une autre utilisation de la vésicostomie avec BG est la vidange intermittente d'une vessie neurologique chez des enfants où le sondage intermittent par voie transurétrale n'est pas possible et qui n'ont plus d'appendice pour construire un conduit selon Mitrofanoff.

14 Indications et contre-indications à l'utilisation du bouton de gastrostomie[203]

Les indications et contre-indications sont les mêmes que lorsque l'on utilise un cathéter après la confection d'une gastrostomie (voir plus haut).
Plus spécifiquement le BG est contre-indiqué lors de gastrostomies à angle aigu, lors de gastrostomies « tubulisées » recouvertes de muqueuse gastrique (Janaway), si on prévoit des dilatations œsophagiennes rétrogrades ou si la fistule est plus longue que la longueur maximale de la tige du BG (> 4.5 cm). Certains auteurs déconseillent même le BG en cas de nécessité de nutrition à débit continu et décompression gastrique importante.

15 Complications liées à l'utilisation du bouton de gastrostomie

Nous distinguerons les complications liées à tout type de gastrostomie (cf. Chapitre 9) des complications spécifiques aux BG.

15.1 Complications liées à la technique

15.1.1 Lésions de l'œsophage et de l'estomac

Lors de la confection de gastrostomie et pose de BG en même temps, des complications telles qu'une dissection de la paroi gastrique avec hémorragie lors d'une technique laparoscopique[117], ou une lésion œsophagienne lors d'une PEG[187,188,189] (ailettes trop larges) ont été décrites. Pour éviter la première complication, l'auteur propose d'effectuer une endoscopie per-opératoire pour confirmer le bon emplacement du dispositif interne du BG. Pour éviter la deuxième complication, cette technique devrait être évitée chez le petit enfant (< 10 kg) ou lors de chirurgie œsophagienne préalable (atrésie de l'œsophage, montage antireflux).

15.1.2 Difficulté dans l'estimation de la longueur de la tige

La mesure de la longueur de la tige peut être un problème lors d'insertion de novo du BG. Une tige trop longue tend à irriter la peau par effet pivot, tandis qu'une tige trop courte peut entraîner une nécrose cutanée avec risque d'ulcération, d'infection ou migration interne du dispositif à fleur de peau[175,204,205]. En intra-gastrique, la muqueuse peut être lésée et provoquer une réaction inflammatoire qui peut entraîner une migration externe du dispositif (« buried bumper syndrom »). Même si la taille du BG est initialement bien adaptée, il y a le risque qu'avec l'amélioration de l'état nutritionnel du patient, la tige du BG devient secondairement trop courte.
Pour éviter ces complications, il faut mesurer précisément l'épaisseur de la paroi à l'aide du dispositif spécialement conçu à cet effet (fig. 83 et 85), si possible en position couchée et assise. Si ces mesures diffèrent d'une façon significative on utilisera leur moyenne. Autrement on utilisera une tige de longueur immédiatement au-dessus de celle mesurée (0.5 cm). Si la prise pondérale est importante, il faudra mesurer à nouveau le canal stomial et réadapter la longueur de la tige[135].
Cette complication survient beaucoup plus rarement lorsque le BG est positionné dans une gastrostomie préformée car la taille du BG peut être soigneusement choisie, une fois le poids du patient stabilisé.
Pour éviter des lésions de décubitus cutanées, il faut effectuer chaque jour, une rotation du bouton.

15.1.3 Pose du BG dans une gastrostomie préformée[5,175,206]

La complication la plus sévère lors du remplacement de dispositif est la séparation gastro-pariétale. Cette complication peut avoir lieu surtout avec un BG à champignon. Le champignon étant assez rigide, malgré son élongation grâce à la tige conçue à cet effet, son introduction dans la gastrostomie est traumatique. Si le canal stomial n'est pas suffisamment cicatrisé (à 3 mois de sa confection ou plus chez les enfants sous corticostéroïdes ou très cachectiques), une séparation gastro-pariétale peut se produire avec risque de fuites du contenu gastrique dans le péritoine suivies par une péritonite.
Cette complication est rare avec le BG à ballonnet, mais reste toujours possible surtout s'il y a un certain délai entre l'ablation de l'ancien dispositif et la pose du BG.

Une autre complication peut se présenter si le dispositif interne n'est pas bien positionné en intra-gastrique, car il peut disséquer le canal stomial ou endommager la muqueuse gastrique[117,184]. Cela peut entraîner l'accumulation de nutriment entre les tissus avec inflammation et formation d'abcès. Si le canal stomial est fissuré, du liquide peut se déverser dans le péritoine et provoquer une péritonite.
Lors que le BG à ballonnet est introduit dans une gastrostomie, le remplissage du ballonnet doit être aisé et indolore. Une fois le ballonnet rempli, le BG doit pouvoir facilement faire une rotation et avoir un certain mouvement axial. Si le ballonnet est difficile à gonfler, le geste est douloureux, il y a un saignement ou si le BG ne bouge plus après remplissage, il faut se douter d'un mauvais emplacement. Il est important dans ces cas ou lors

d'introduction difficile du BG de pouvoir vérifier son bon emplacement par endoscopie ou par imagerie radiologique après injection de produit de contraste[184].

15.2 Complications liées au matériel

15.2.1 Obstruction

L'obstruction du BG est moins fréquente qu'avec les cathéters de gastrostomie, car le diamètre interne est plus grand, mais reste un problème surtout lors de l'utilisation de certains médicaments ou aliments[207,46]. On conseille de rincer le bouton avant et après chaque repas avec 10-20 ml d'eau tiède, et de rincer le dispositif toutes les 3 à 4 heures lors d'une alimentation à débit continu (AEDC).

15.2.2 Insuffisance valvulaire

Un autre problème est lié aux débris alimentaires qui se déposent sur la valve en la rendant incompétente[207,175]. Le rinçage du dispositif peut prévenir ce problème. La valve du site de gonflement du ballonnet peut aussi devenir insuffisante, surtout lorsqu'on utilise du sérum physiologique à la place de l'eau, ce qui provoque le dépôt de cristaux minéraux sur la valve. Des fuites à bas bruit au niveau de cette valve peuvent être normales, raison pour laquelle le volume de remplissage du ballonnet doit être contrôlé régulièrement (une fois par semaine).

15.2.3 Usure du matériel

Le site d'alimentation du BG à champignon s'use avec le temps et ne permet plus une connexion efficace, ce qui peut entraîner des déconnexions accidentelles surtout lors d'alimentation nocturne à débit continu, avec déversement de la nourriture sur le lit du patient et une perte calorique[175,182].

15.2.4 Arrachement accidentel

Si le BG est bien adapté et à fleur de peau, son arrachement est peu probable. Des arrachements accidentels ont été décrits lorsque les tiges étaient trop longues ou lors de la prise d'huile avec effet lubrifiant sur le BG[177,175].

15.2.5 Lésions d'organes par la tige saillante

Initialement le BG à ballonnet présentait une tige qui faisait saillie à l'intérieur de la lumière gastrique. Cette tige a provoqué l'érosion et perforation de la paroi gastrique postérieure avec issue fatale suite à une péritonite[208,209] ou à la formation d'une fistule gastro-hépatique avec embolie gazeuse[183].
Depuis ces complications majeures, la tige a été modifiée. Actuellement elle s'enfouit dans le ballonnet une fois qu'il est gonflé.

15.3 Complications liées aux soins

15.3.1 Rupture du ballonnet

La rupture ou le dégonflement du ballonnet est le motif le plus fréquent de changement du BG à ballonnet. La rupture peut être secondaire à une manipulation brusque, à l'arrachement accidentel ou à l'injection de nourriture par le site de remplissage du ballonnet. Une autre cause peu mentionnée est celle des solvants, qui peuvent abîmer le

BG en silicone. Le ballonnet est particulièrement sensible aux solvants contenus dans certains antibiotiques topiques ou lubrifiants. Pour cela on préconise les poudres antibiotiques et les lubrifiants hydrosolubles (p. ex. « K-Y »).

15.4 Complications selon les auteurs

Le taux des complications selon les auteurs varie entre 1.7 et 98 %, en fonction du BG utilisé et de la longueur du suivi. Les complications les plus fréquentes sont liées à la détérioration du matériel (insuffisance valvulaire, rupture du ballonnet, détérioration de la connexion), aux soins de la stomie (irritation locale, tissus de granulation ou fuites autour du BG) et à la mauvaise estimation de la longueur de la tige (trop courte ou trop longue).

Tab. 11 Complications des BG selon les auteurs

Complications	Gauderer[177] 1988	Rothenberg[117] 1999	Ruangtrakool[175] 2000	Michaud[210] 2003
Enfants	50	240	132	84
BG	82	240	305 (256 à champignon)	165
Type de BG	Champignon	Ballonnet	Ballonnet/Champignon	Ballonnet
Insuffisance valvulaire	23		66	
Rupture du ballonnet			11	101
Dislocation accidentelle	4	1	10	20
Détérioration de la connexion	2		28	5
Fuite péristomiale	2		39	23
Infection ou tissus de granulation		3	16	
Taille du BG inadaptée (court/long)			17	
RGO sévère			4	
Migration interne/externe			4	
Divers		1	6	3
Total (%)	31 (38)	4 (1.7)	180 (59)	152 (92)

16 Expérience avec 513 boutons de gastrostomie à ballonnet (Mic-Key®).

16.1 Introduction

Depuis 1997, le choix à Lausanne s'est porté sur la le bouton de gastrostomie (BG) à ballonnet (Mic-Key®). Auparavant, notre service utilisait les sondes ou les boutons à champignon. S'agissant d'un nouveau matériel, nous avons décidé de l'évaluer. Les raisons de ce choix ont été principalement les suivantes : facilité d'ablation et introduction du dispositif sans douleur, donc sans anesthésie, universalité des tubulures donc interchangeabilité, mécanisme « encliquetable » des tubulures, donc moins à risque de déconnection accidentelle.

16.2 Matériel et méthodes

De février 1997 à novembre 2003, tous les enfants de notre centre qui ont eu besoin d'une gastrostomie ont bénéficié de la pose d'un BG à ballonnet. C'est cette série d'enfants qui fait l'objet de notre étude. Il s'agit d'une étude rétrospective qui s'appuie sur une base de données complète concernant chaque enfant.
Pour chaque enfant de l'étude, ont été relevés et pris en compte : les caractéristiques des enfants (âge et sexe), la pathologie de base et le type de geste chirurgical (percutané, par laparotomie ou par laparoscopie). L'étude rapporte les caractéristiques (taille, durée de vie) du BG à ballonnet (Mic-Key). Les complications ont été répertoriées par catégorie : celles liées au geste chirurgical, celles liées à l'insertion du BG dans le canal stomial et celles liées au matériel et à la prise en charge.
De principe, le BG n'a jamais été posé d'emblée lors de la confection de la gastrostomie. Il a toujours été inséré après maturation du canal stomial, c'est-à-dire après utilisation temporaire d'une sonde de gastrostomie (Pezzer). Le moment de la pose du BG dépendait de la technique utilisée (1 mois lors des techniques chirurgicales avec gastropexie et 3 mois lors d'une PEG). Les enfants ont nécessité en moyenne 2 anesthésies générales, la première pour la confection de la gastrostomie et la deuxième pour l'ablation du cathéter à champignon (par endoscopie), la mensuration de la paroi abdominale et la pose temporaire d'un cathéter de Foley®. Le but de l'utilisation temporaire d'un cathéter de Foley était de pouvoir commander la taille du BG la mieux adaptée. L'insertion du BG était ensuite effectuée par les parents ou le personnel soignant sans aucune anesthésie, sous la supervision du chirurgien. Le ballonnet était rempli avec l'eau du robinet. Le volume du ballonnet était contrôlé une fois par semaine. Le BG était tourné à 360° au moins 1 fois par jour.

16.3 Résultats

16.3.1 Les patients

La série comprend 73 enfants, 41 garçons et 32 filles (rapport de sexe g/f 1.3).

Fig. 93. Répartition par âge et sexe des enfants au moment de la confection de la gastrostomie

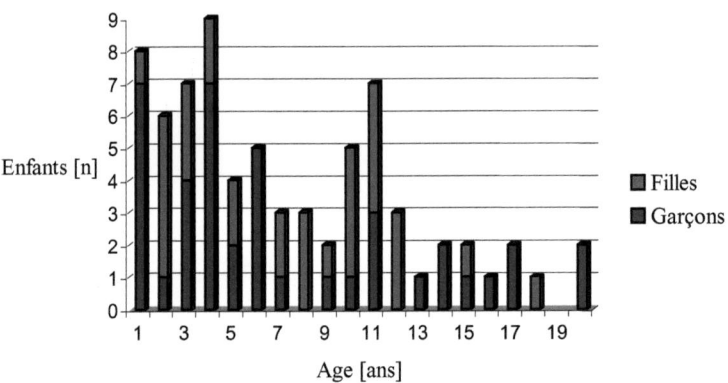

L'âge moyen était de 6 ans (minimum : 2 mois, maximum : 21 ans), plus de la moitié des enfants (53 %) avaient moins de 5 ans.

16.3.2 Les indications

Les indications à la gastrostomie étaient des problèmes à la déglutition (31 enfants), un apport nutritionnel insuffisant lors de maladies chroniques (29 enfants), des désordres d'ordre métabolique (6 enfants), la nécessité d'une décompression (1 enfant) et d'autres pathologies (6 enfants).

Tab. 12 Indications à la gastrostomie

Indications	Nb. d'enfants
Troubles de la déglutition	**31**
- Encéphalopathie anoxique ou idiopathique	14
- Encéphalopathie herpétique	3
- Chordome du tronc cérébral	2
- Syndrome de Cornelia de Lange	2
- Syndrome de Rett	2
- Lissencéphalie	1
- Syndrome de Wolf-Hirshorn	1
- Syndrome de Smith-Lemli-Optiz	1
- Syndrome Catch 22	1
- Association de CHARGE	1
- Maladie de Duchenne	1
- Syndrome de West	1
- Brûlure du visage avec sténose buccale	1

Stagnation pondérale par maladie chronique	29
- Médulloblastome	6
- Mucoviscidose	5
- IRC	4
- Syndrome polymalformatif	4
- Neuroblastome stade IV	3
- Prématurité	3
- Leucémie lymphocytaire aiguë (LLA)	1
- Pentalogie de Fallot	1
- Ependymome du IV ventricule	1
- Sarcome d'Ewing	1
Pathologies métaboliques	7
- Glycogénose type I	3
- Muccopolysaccaridose type II B (S. Filippo)	2
- Leucinose	1
- Homocystinurie	1
Autres	5
- Atrésie oesophagienne	2
- Hernie diaphragmatique	2
- Syndrome urémique hémolytique	1
Décompression	1

16.3.3 Techniques chirurgicales

Le type de chirurgie pour la confection de la gastrostomie a été décidé en fonction de la pathologie de base, l'état général du patient, la nécessité d'une opération concomitante et le risque anesthésique.

La gastrostomie a été confectionnée par technique percutanée (PEG) chez 56 enfants, par laparoscopie chez 10 enfants et par laparotomie chez 7 enfants. Chez 3 enfants, le choix de la technique par laparotomie a été dicté par des opérations concomitantes (1 exérèse de neuroblastome et 2 hernies diaphragmatiques).

Lors de la même procédure, 16 enfants ont bénéficié d'un montage antireflux (MAR) selon Nissen. Douze par laparoscopie et 4 par laparotomie. Des 16 enfants ayant bénéficié d'un MAR, 12 étaient IMC, 2 présentaient un syndrome polymalformatif, 1 une muccopolysaccaridose, 1 une atrésie de l'œsophage. L'indication au MAR était la présence d'un RGO sévère, avec œsophagite et broncho aspirations à répétition.

Tab. 13 Techniques opératoires selon la pathologie de base.

Pathologies	Nombre patients	PEG	Stamm laparotomique + autre chirurgie	Stamm laparotomique + MAR	Stamm laparoscopique +MAR
Troubles à la déglutition	31	19		2	10
Maladies chroniques	29	26	3*		
Pathologies métaboliques	7	6			1
Autres	6	3		2	1
Total	73	54	3	4	12

*Les laparotomies avec gastrostomie selon Stamm étaient dictées par une chirurgie concomitante: exérèse de neuroblastome (1 patient), cure de hernie diaphragmatique (2 patients).

16.3.4 Caractéristiques du BG à ballonnet.

Le nombre total de BG utilisés pendant l'étude a été de 513 avec une moyenne de +/- 7 BG par patient (range 1-25 par patient).
Le diamètre et la taille les plus utilisés sont respectivement 14 Fr et 2 cm. Les BG les plus utilisés sont : 14 Fr/2.3 cm (76 BG) suivis par 18 Fr/2 cm (51 BG) et 14 Fr/2 cm (48 BG). La table 14 et la figure 94, montrent la distribution des BG selon la taille et le diamètre.

Fig. 94. Distribution des BG selon leurs dimensions

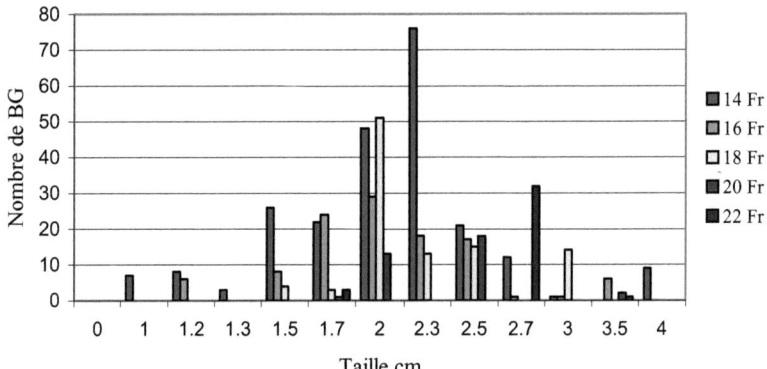

D [Fr] T [cm]	14	16	18	20	24	Total par taille
1	7	0	0	0	0	**7**
1.2	8	6	0	0	0	**14**
1.3	3	0	0	0	0	**3**
1.5	26	8	4	0	0	**38**
1.7	22	24	3	1	3	**53**
2	**48**	29	**51**	13	0	**141**
2.3	**76**	18	13	0	0	**107**
2.5	21	17	15	18	0	**71**
2.7	12	1	0	0	32	**45**
3	1	1	14	0	0	**16**
3.5	0	6	0	2	1	**9**
4	9	0	0	0	0	**9**
Total par diamètre	**223**	**110**	**100**	**34**	**36**	**513**

Tab. 14 Distribution des BG selon leurs dimensions

La distribution des tailles des BG selon l'âge montre que les boutons les plus utilisés varient entre 14-18 Fr et entre 1.5-2.5 cm. La variation des dimensions selon l'âge est minime. Les graphiques ci-dessous montrent respectivement la longueur et la taille du premier BG mis en place chez les patients en fonction de leur âge.

Fig. 95. Distribution de la longueur des BG en fonction de l'âge

Fig. 96. Distribution de la taille des BG en fonction de l'âge

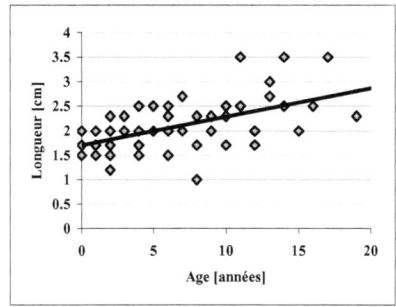
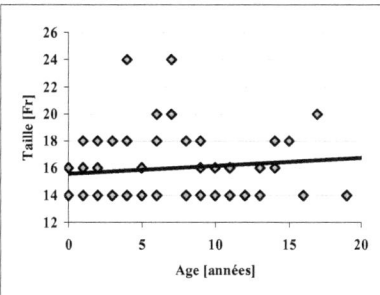

Trois cent nonante cinq BG ont été changés de routine en moyenne à 124 jours (entre 30 et 641 jours). Quarante cinq BG ont été substitués à cause d'une complication. La durée de vie moyenne de ces derniers était de 109 jours (minimum de 0 jours et maximum de 472 jours). Selon la courbe d'espérance de vie des BG, notre série montre une ½ vie à 80 jours.

Fig. 97. Courbe d'estimation Kaplan-Meier pour les BG défectueux

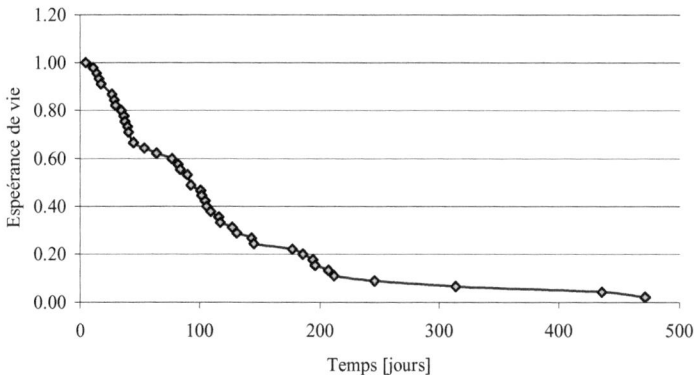

16.4 Complications

16.4.1 Complications liées à la chirurgie

Nous n'avons pas eu de décès par complication directe liée à l'acte chirurgical. Six enfants sont décédés de leur pathologie de base. Deux complications lors du geste chirurgical ont conduit à la conversion en laparotomie. L'une à cause d'une perforation digestive lors d'une PEG chez un grave prématuré, l'autre à cause de problèmes techniques lors d'une laparoscopie (perte d'une aiguille en intrabdominal). Deux patients IMC ont eu une reprise chirurgicale laparoscopique (réfection du MAR) suite au lâchage du montage. Deux enfants ont bénéficié d'un MAR laparoscopique après PEG suite à l'apparition d'un RGO. Chez l'un d'entre eux, la procédure à dû être convertie en laparotomie à cause de la gêne provoquée par la gastrostomie préexistante.

16.4.2 Complications liés à l'introduction du BG à ballonnet.

Dans notre série, le BG a été inséré dans une gastrostomie préformée. Grâce à l'attente de la maturation du canal stomial et à l'instruction du personnel médical, de l'enfant et de la famille, aucune lésion du trajet fistuleux ou de décollement gastro-pariétal n'a été rencontré lors de l'insertion du BG. Nous n'avons pas rencontré de problèmes liés à l'estimation de la longueur de la tige tout de suite après son insertion. La taille du BG a pu être soigneusement choisie grâce à l'utilisation du dispositif de mensuration. Le BG a été posé après stabilisation du poids en évitant une inadaptation secondaire. Seul un patient a présenté une augmentation pondérale importante qui a entraîné la substitution du BG à 2 reprises.

16.4.3 Complications liées au matériel et à la prise en charge

Le taux de complications liées au BG à ballonnet dans notre série est estimé à 11.4 %. Quarante-cinq BG ont été changés chez 19 enfants, en raison d'une des complications suivantes :

- ✓ 24 Ballonnets défectueux (éclatement ou insuffisance valvulaire)
- ✓ 7 Arrachements accidentels
- ✓ 6 Ajustements de la taille (4 trop courts, 1 trop long, 1 diamètre insuffisant)
- ✓ 4 Fuites de la valve d'alimentation
- ✓ 2 Fuites autour de la tige
- ✓ 1 Injection de nourriture par le dispositif de gonflement du ballonnet
- ✓ 1 Mauvaise utilisation par le soignant, avec rupture du bouton
- ✓ 1 Infection

Chez 1 patient l'utilisation d'une crème antibiotique (Fucidine®) a entraîné la destruction du ballonnet, 4 boutons ont présenté un mal fonctionnement primaire de la valve, 4 boutons ont été substitués chez deux patients à cause d'une tige trop courte suite à une prise pondérale rapide après confection de la gastrostomie, 2 boutons ont été substitués chez le même patient pour des fuites autour de la tige. Deux complications étaient la conséquence d'une mauvaise manipulation par le personnel soignant (rupture du bouton, injection de nourriture dans le dispositif de remplissage du ballonnet).

Fig. 98. Causes de substitution du bouton de Mic-Key (série personnelle)

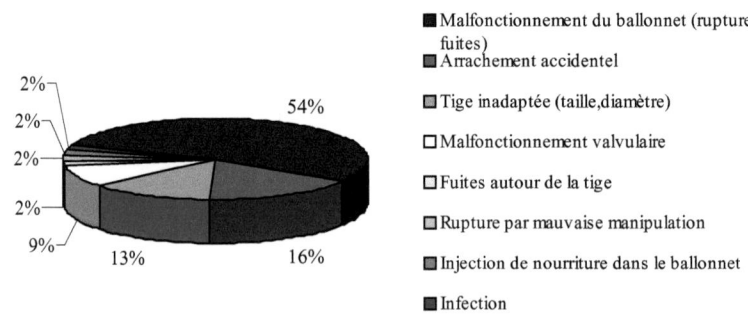

16.5 Discussion

Il faut distinguer 2 types de complications : chirurgicales et liées au matériel et à la prise en charge.

En ce qui concerne les complications chirurgicales, il faut relever la nécessité de 2 conversions en laparotomie lors de gestes initialement débutés l'un en percutané et l'autre en laparoscopie. Il faut relever aussi deux reprises chirurgicales pour un lâchage d'un MAR et 2 MAR effectués dans un 2ème temps pour l'apparition d'un RGO après gastrostomie. Par comparaison avec la littérature, lors des gastrostomies par PEG, la complication chirurgicale la plus fréquente est celle de la ponction du côlon transverse. Gauderer[5] présente dans sa série de 288 procédures, 4 patients avec une fistule gastro-colique. Chez le patient dans notre série ayant présenté une ponction intestinale lors de la PEG, le diagnostic précoce de la complication a conduit à une laparotomie exploratrice et au colmatage de la perforation pendant la même anesthésie. Ceci a permis d'éviter la formation d'une fistule gastro-colique ou d'une péritonite. Il s'agit d'une complication qui peut être évitée par les techniques percutanées sous vidéo-assistance[56]. La laparoscopie est une technique sûre avec de rares complications. Humphrey[8] présente une série de 28 enfants ayant bénéficié d'une gastrostomie laparoscopique (Stamm intra-abdominal) ; il ne rapporte aucune complication peropératoire, mais une difficulté dans la confection des bourses et dans la création d'une gastrotomie. Tomicic[47] dans sa série de 54 gastrostomies laparoscopiques (« push technique ») présente 3 perforations de la paroi postérieure, 2 d'entre elles suturées en laparoscopie et la troisième en laparotomie. Dans notre série nous avons utilisé la technique de Stamm laparoscopique à la peau[6], en évitant ainsi des lésions de la paroi gastrique postérieure et n'ayant pas de difficulté à confectionner les bourses. L'aiguille perdue pendant la laparoscopie était utilisé pour le MAR.

Dans notre série, la reprise chirurgicale est surtout liée au MAR. Ce geste chirurgical est décrit dans la littérature comme ayant un taux élevé de morbidité et mortalité[78]. Il est actuellement déconseillé chez l'enfant ne présentant pas de RGO, car même si le risque de RGO post-gastrostomie existe, il est faible (4%)[71]. La décision d'effectuer un montage antireflux dépend de la présence d'un RGO symptomatique et ne répondant pas au traitement conservateur. En cas d'apparition de RGO en postopératoire, celui-ci peut être traité conservativement et seulement en cas d'échec par voie chirurgicale. La chirurgie peut le plus souvent être effectuée en laparoscopie sans démonter la gastrostomie[82,83]. Dans notre série, un des patients ayant eu un RGO post-gastrostomie a bénéficié, lors du MAR, d'une conversion en laparotomie, car la gastrostomie gênait lors de la laparoscopie.

Dans notre étude, les patients ont eu deux anesthésies, l'une pour la confection de la gastrostomie et l'autre pour l'ablation de la sonde de Pezzer remplacé par le cathéter de Foley. Dans la littérature, on reporte plusieurs séries de pose de BG d'emblée (« de novo » ou « one-step button »), par voie percutanée[190,192], par laparoscopie[117,185] ou laparotomie[186]. L'avantage principal est celui d'une seule anesthésie. Selon Ruangtrakool[185], un autre avantage est la longévité du BG, qui est supérieure si celui-ci est posé d'emblée à la confection de la gastrostomie. Les inconvénients sont surtout liés à la difficulté d'estimer la longueur de la tige, le risque d'arrachement accidentel du BG lorsque la gastrostomie n'est pas mature, avec le risque de décollement gastro-pariétal à l'insertion d'un nouveau dispositif. Dans notre série, l'estimation de la longueur de la tige a été effectuée lorsque le poids du patient était stabilisé, en évitant des erreurs d'estimation. De plus, le changement de dispositif a été effectué quand le canal stomial était mature en évitant le risque de décollement gastro-pariétal.

Etant donné que la gastrostomie et le MAR sont le plus souvent des gestes justifiés chez de nombreux enfants en situation précaire ou difficile, ce taux de complications chirurgicales est tout à fait acceptable.

Les complications liées au matériel ou à la manipulation de celui-ci sont d'un autre ordre. Dans la littérature le taux des complications liées au BG varie entre 1.7 et 98 % surtout en fonction du type de BG et de la longueur du suivi. Les complications les plus fréquentes sont liées à la détérioration du matériel (insuffisance valvulaire, rupture du ballonnet, détérioration de la connexion), aux soins de la stomie (irritation locale, tissus de granulation ou fuites autour du BG) et à la mauvaise estimation de la longueur de la tige.

Fig. 99. Comparaison des causes de remplacement du BG à ballonnet selon les auteurs.

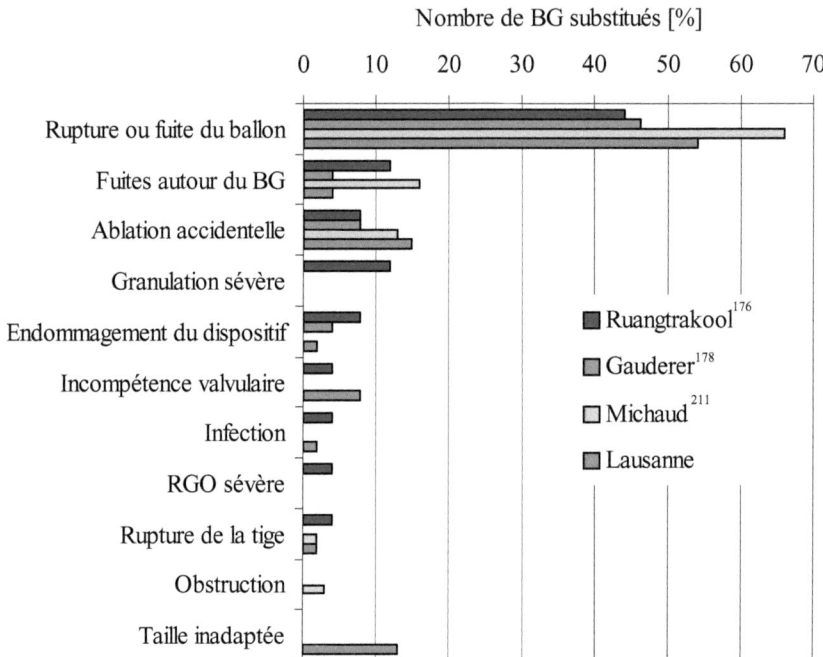

Notre étude montre un taux de complications de 11.4 %. Etant donné l'immense variabilité des taux de complications rapportés dans la littérature et la différence de type de complications, il n'est pas possible d'effectuer une comparaison statistique. La durée de vie des boutons est plus courte (3 mois) que dans la littérature (de 5 à 8 mois[175,210]). Dans notre série, une cause apparente qui explique une durée de vie si courte n'a pas pu être mise en évidence. La rupture du ballon ou son dégonflement sont la cause principale de la nécessitée de remplacer le BG à ballonnet. Des multiples facteurs pourraient influencer la durée de vie du ballonnet : la qualité du matériel, le nombre de manipulations quotidiennes, le volume d'eau injecté, la fréquence des contrôles du volume du ballonnet, le type de nutrition, l'acidité gastrique, la contamination du bouton par des germes biofilmés ou des champignons et une augmentation de la pression intrabdominale (spasticité, épilepsie) ou intra-gastrique (vidange gastrique ralentie). Selon Michaud[210], la prise de médicaments antiacides n'améliore pas la longévité du dispositif. D'après les recommandations du fabricant, le contrôle du remplissage hebdomadaire du ballonnet ne devrait pas influencer sa longévité. Malheureusement, à l'heure actuelle aucune étude n'a analysé ces différents facteurs pour trouver un lien de causalité. Par contre, la préservation du ballonnet est sûrement en partie liée à la prise en charge du personnel soignant. Des erreurs de manipulation (injection accidentelle de nourriture dans le ballonnet par exemple) ou l'utilisation de substances ou crèmes liposolubles peut endommager le ballonnet.

Certaines erreurs de prise en charge, peuvent être évitées si le personnel soignant est bien formé à la manipulation de ces BG et s'il suit certaines précautions. C'est dans ce but qu'un film vidéo[211] et un protocole de soins [annexe 1] ont été réalisés dans le service de chirurgie pédiatrique au CHUV. La cassette qui dure 12 minutes est destinée en priorité aux enfants et aux parents, mais aussi au personnel soignant et aux éducateurs dans les institutions. Le BG à ballonnet et le matériel associé, de même que ses manipulations y sont présentées.

Pour améliorer la durée de vie du ballonnet, il est important de contrôler régulièrement le ballonnet (de 1 fois par semaine à 1 fois par mois). Le contrôle correct consiste à ne remplir le ballonnet qu'avec du liquide clair (eau du robinet), car la valve est perméable à l'air (fuites) et la pression du ballonnet exercée par un contenu aérien varie selon le remplissage gastrique (risque de déplacement accidentel). Enfin il faut éviter de trop le remplir (risque d'éclatement), le volume idéal étant de 3-6 ml (capacité maximale de 10 ml). Il faut, de plus, éviter l'application de substances ou crèmes liposolubles entraînant la destruction du ballonnet. Pour éviter l'obstruction, on conseille de rincer le bouton avant et après un repas avec 10-20 ml d'eau chaude, et de rincer le dispositif toutes les 3 à 4 heures lors d'AEDC (alimentation à débit continu)[175,177].

16.6 Conclusions de l'étude

Lors de cette étude nous avons tenté d'évaluer le bienfondé du choix de ce type de BG de Mic-Key dans une population pédiatrique particulière. Jusqu'en 1997, c'est le BG à champignon qui a été utilisé dans notre institution. Ce BG a l'avantage d'avoir une durée de vie sensiblement plus longue, en moyenne de 12 mois[5,175], d'avoir un meilleur profil à fleur de peau et grâce au champignon d'être arraché difficilement. Les désavantages sont une substitution douloureuse et les problèmes liés à l'usure du matériel (l'insuffisance valvulaire et la déconnection de la tubulure). Par rapport au BG à champignon, le BG à ballonnet comporte plusieurs avantages. L'avantage principal est son ablation et insertion faciles. De plus la manipulation est indolore, ne nécessitant pas d'anesthésie générale. Un avantage supplémentaire est la présence d'un dispositif de connexion universel, utilisable avec toutes les tailles de BG à ballonnet, ce qui n'est pas le cas du BG à champignon[175]. Le BG à ballonnet a une gamme de tailles plus étendue (diamètre 14-24 Fr, longueur de la tige 0,8-4.5 cm) que le BG à champignon (diamètre 18-24 Fr, longueur de la tige 1,2-4,4 cm) ce qui permet son utilisation même chez les nourrissons.

Du point de vue financier, même si le BG à ballonnet doit être changé plus souvent, le BG à champignon est plus cher et sa substitution entraîne une anesthésie générale avec les dépenses qui en découlent.

Pour toutes ces raisons, nous sommes favorables à l'utilisation du BG à ballonnet, malgré les complications qui entraînent sa substitution. Tous les enfants et les parents de notre série sont du même avis et préfèrent le bouton de Mic-Key® à d'autres dispositifs, en raison de son entretien facile, sa substitution simple et indolore, et à son confort qui permet une plus grande mobilité de l'enfant.

17 Recommandations

17.1 Choix de la technique[212,69,213]

Jusqu'aux années '80, la technique de gastrostomie de choix était la technique de Stamm par laparotomie. Depuis, les techniques percutanées ont pris le dessus. Le choix de la technique dépend largement de l'expérience du centre médical et du médecin qui effectue l'opération. De ce fait, la technique percutanée endoscopique est la technique de choix des gastro-entérologues et des chirurgiens pédiatres, la technique percutanée radiologique est le choix des radiologues interventionnistes. La gastrostomie chirurgicale ouverte ou laparoscopique est choisie lorsque les autres techniques ont échoué, sont contre-indiquées ou lorsqu'une chirurgie concomitante est nécessaire (montage antireflux par exemple). Certains centres utilisent des techniques combinées (percutanées sous contrôle laparoscopique, par ex.).

De ce fait, un « gold standard » n'existe pas. Néanmoins tous les auteurs sont d'accord d'effectuer si possible une technique percutanée, que ce soit par un gastro-entérologue, chirurgien ou radiologue. Ce n'est qu'en cas d'échec ou d'impossibilité d'utiliser la technique percutanée ou lors de chirurgie abdominale concomitante, que la technique chirurgicale ouverte ou laparoscopique est choisie.

La technique percutanée de choix est la PEG[15], suivie par la PRG (18-35 %)[67]. Aux USA on pratique actuellement chaque année environ 279'000 PEGs dont 11'160 (4 %) chez l'enfant[4]. Si l'indication à la technique chirurgicale est posée, en fonction de la capacité du chirurgien, de la technologie du centre et de l'état du patient, le choix se porte sur la laparoscopie. Cette technique est moins invasive, comporte moins de morbidité que la technique ouverte[214].

La Fig. 100 propose un algorithme, tel que nous l'utilisons dans notre service, et dans la majorité des centres Européens et Américains[212].

Fig. 100. Choix technique pour la confection d'une gastrostomie : algorithme proposé.

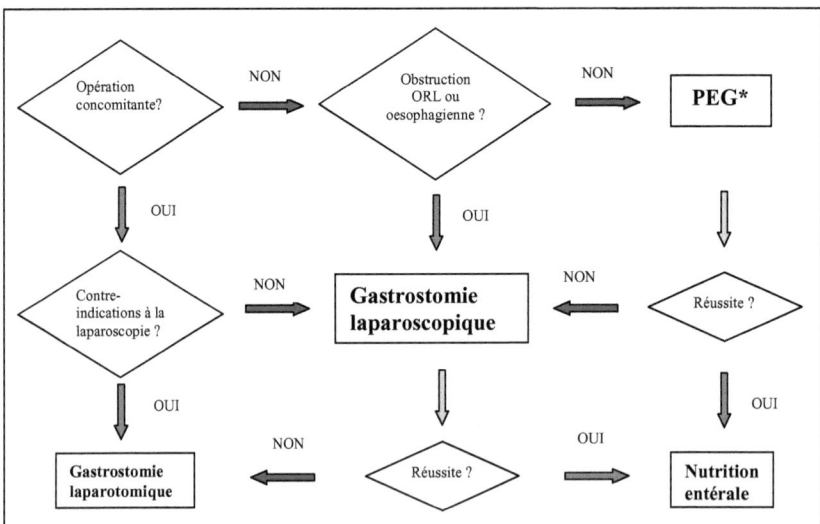

* = ou PRG en fonction des centres

17.2 Choix du matériel

Le choix du cathéter est surtout lié à la technique chirurgicale. Les techniques percutanées antérogrades nécessitent un dispositif à champignon, celles rétrogrades à ballonnet. Le dispositif de choix lors des techniques chirurgicales (laparotomiques ou laparoscopiques) est à ballonnet, sauf si la laparoscopie sert à contrôler la mise en place d'un dispositif à champignon lors d'une PEG.

Certains auteurs utilisent comme seul dispositif le cathéter, par contre la large majorité des auteurs, surtout dans le milieu pédiatrique, change ce dispositif 3 mois plus tard avec un bouton. Le BG à ballonnet a largement substitué celui à champignon. Différents modèles et marques sont actuellement disponibles (cf. chapitre 11.2.2). Même l'entreprise Bard Medical qui a commercialisé le BG à champignon, vend actuellement un modèle à ballonnet (Dual Port Wizard® Low-Profile Gastrostomy Device, voir plus haut). Néanmoins le BG à champignon reste le meilleur choix chez des patients très agités ou peu collaborants (risque d'arrachement accidentel moins probable).

La pose de novo d'un BG, n'est pas encore très répandue dans le milieu pédiatrique, elle est cependant recommandée en cas d'opération concomitante (MAR, par ex.) par laparoscopie ou laparotomie. Pour vérifier la bonne mise en place du BG lors de la technique laparoscopique, une gastroscopie peropératoire est conseillée.

Pour finir, le choix du matériel pourrait en moindre mesure être guidé par les coûts de celui-ci (tableau 15).

Tab. 15 Prix des dispositifs de gastrostomie (2006)

Type	Dispositif de rétention interne	Prix *(CHF) 2006
Cathéter de Foley	Ballonnet	2.-
Cathéter de Pezzer	Disque	10.-
Cathéter de Mic-Key	Ballonnet	79.-
Cathéter de Bard	Champignon	115.-
Bouton de Mic-Key	Ballonnet	199.-
Bouton de Bard	Champignon	325.-

* Le prix variant avec la taille, nous affichons les moyennes

Les cathéters étant les moins chers, leur utilisation devrait être favorisé surtout chez les patients nécessitant une décompression continue, une alimentation à débit continu ou si aucun avantage cosmétique ou de confort n'est apporté (patients IMC sévères, tétraplégiques, etc.). Les boutons, bien que plus chers, sont choisis de préférence, car ils engendrent moins de complications, sont mieux acceptés et tolérés par les patients pédiatriques. Pour le BG à ballonnet, même si sa durée de vie est moindre, le fait qu'une substitution de ce BG puisse se faire en ambulatoire sans anesthésie le rend plus avantageux du point de vue financier et du confort. Même si le BG à champignon dure plus longtemps, il reste le plus onéreux; de plus un changement de ce bouton engendre généralement une anesthésie générale avec gastroscopie, procédure plus chère et plus gênante pour le petit patient.

18 Conclusion

En conclusion, ce travail a été conçu aussi comme un manuel, simple, pratique, schématique et le plus complet possible, pour guider le chirurgien, le gastroentérologue ou le radiologue dans le choix de la technique et la connaissance des risques.
Ce travail présente les matériaux utilisés et disponibles dans le commerce, leurs avantages et leurs inconvénients. Finalement ce travail se voulait aussi un instrument d'information permettant de prévenir les complications et de les traiter le cas échéant.

En annexe ont été mis les protocoles et documents remis aux familles, tels qu'ils existent dans le service.

18.1 Réflexions sur le futur de la gastrostomie

Du point de vue technique, la tendance actuelle est celle de la mini-invasivité du geste d'un côté (techniques percutanées et laparoscopiques) et de la sécurité de l'autre.
Si le futur consiste à raffiner et innover ces techniques, des protocoles à visée de standardisation des techniques et de sélection des patients devraient s'en suivre.

Du point de vue des matériaux, des études visant aux possibles causes de son usure devraient être entrepris. La recherche devrait viser à l'amélioration du matériel pour qu'il soit plus résistant, avec une meilleure biocompatibilité et avec des caractéristiques de surface ne permettant pas la colonisation par des germes biofilmés. Le dispositif de rétention interne devrait permettre une introduction et ablation facile du dispositif tout en étant résistant à l'arrachement accidentel. A ce propos, le cathéter Fastrac avec un dispositif mixte (à champignon et à ballonnet) pourrait répondre à ces exigences, mais il devrait être adapté à la population pédiatrique et conçu aussi sous forme de bouton. L'élargissement du choix des tailles des dispositifs, devrait permettre son utilisation à une population pédiatrique de plus en plus jeune (prématurés). Une politique visant à la diminution des coûts devrait être envisagé.

Du point de vue nutritionnel la recherche devrait se consacrer sur des formules nutritives et des médicaments qui soient bien tolérés par le patient et par le dispositif de gastrostomie (pH, osmolarité, taille des particules, leurs caractéristiques de mise en suspension,…). Leur administration devrait diminuer le risque d'obstruction, d'usure du dispositif et devrait donner un apport nutritionnel suffisant, sans météorisme, vomissements ou diarrhées.

Au niveau de la prise en charge, il faudrait développer des protocoles de standardisation des soins et de l'enseignement donné au personnel soignant, aux parents et à l'enfant. Ceci devrait améliorer la connaissance des dispositifs et diminuer les erreurs de manipulation.

En conclusion, l'approche de l'enfant et la gastrostomie ne se limite pas à la sélection appropriée de la technique et des matériaux, mais il s'agit avant tout d'une approche multidisciplinaire. La collaboration entre les médecins, les fabricants, les nutritionnistes, le personnel soignant, la famille et surtout l'enfant est essentielle pour que la prise en charge soit optimale et sécuritaire. Les aspects psychosociaux, éthiques, moraux, religieux, culturels, économiques de même que la qualité de l'état nutritionnel et du bien être du patient doivent être pris en compte dans le projet thérapeutique global.

Avant de décider en faveur d'une gastrostomie, il faut se demander si ce geste améliore la qualité de vie, le confort et facilite les soins du patient, car le but principal d'une gastrostomie est de faciliter la prise en charge du patient en évitant les complications potentielles. Il faut respecter la dignité du patient et savoir accepter son choix.

Annexe I: Feuille explicative sur le BG donnée aux parents de notre service

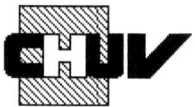 CENTRE HOSPITALIER UNIVERSITAIRE VAUDOIS

Service de chirurgie pédiatrique
Dr O. Reinberg, PD et Agrégé
Tél: +41 21 314 30 71 à 73
Fax : +41 21 314 30 76
E-Mail: Olivier.Reinberg@chuv.hospvd.ch

Boutons de gastrostomie

Définition:

Un apport nutritionnel adéquat est nécessaire pour maintenir l'organisme en bonne santé, pour permettre la croissance et pour guérir. Certains enfants ont besoin d'un support nutritionnel entéral partiel ou total lorsque les apports par la bouche sont impossibles ou insuffisants. Une gastrostomie - c'est à dire un orifice sur l'abdomen - permet l'introduction des aliments directement dans l'estomac, pour continuer à employer le tube digestif et éviter des alimentations parentérales partielles ou totales de longue durée qui sont coûteuses et ne sont pas sans danger (infection, thrombose).

Les indications sont par exemple:

Troubles neurologiques de la déglutition
Anorexie (infection-inflammation chronique, mucoviscidose, cancer)
Cardiopathies
Maladies métaboliques
Myopathies
Traumatismes crânio-faciaux
Malformations et affections oro-pharyngées ou laryngo-trachéales
Sténoses-tumeurs œsophagiennes
Séquelles de lésions malformatives ou acquises du tube digestif.

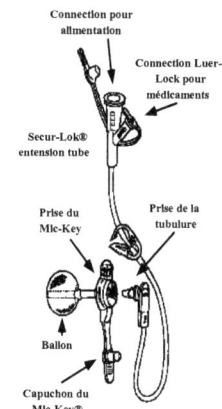

Pour cela, dans un premier temps on confectionne une gastrostomie soit chirurgicalement en laissant en place une sonde à ballonnet de Foley, soit en réalisant une PEG (PEG = Percutaneous Endoscopic Gastrostomy). Notre expérience nous a appris que les tubulures de PEG deviennent défectueuses au bout d'un an environ. Par ailleurs, les sondes de Foley ont tendance à s'enclaver dans le pylore, c'est pourquoi d'entente avec le Dr. M. Roulet, gastro-entérologue pédiatre, responsable de l'unité de nutrition clinique, nous avons convenu que si le besoin d'une alimentation entérale partielle ou totale se prolonge, il y a lieu de remplacer la PEG par un bouton de gastrostomie. Nous avons recommandé qu'une tubulure de PEG ne soit pas laissée plus d'une année.

Notre choix actuel est d'utiliser le Mic-Key® de Ballard, qui est un bouton de gastrostomie à profil bas, maintenu par un ballonnet, de sorte qu'il est aisément remplaçable par le patient lui-même, par ses parents ou autre personne responsable de l'enfant moyennant une instruction préalable.
Le Mic-Key® est un dispositif de gastrostomie très bien toléré et discret qui simplifie les utilisations multiples. Il est composé d'une tige terminée par une prise extériorisée à la peau et d'un ballonnet intra-gastrique.

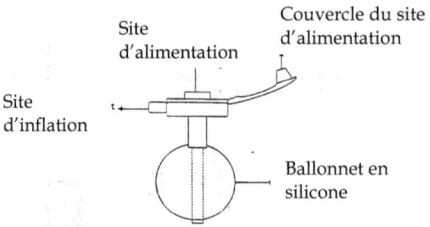

Le **Mic-Key**® existe en de nombreux diamètres allant de 14 Fr à 24 Fr (4.45 à 7.64 mm) selon les besoins d'utilisation et la taille de l'enfant, chaque diamètre existant en de nombreuses longueurs allant de 0.8 cm à 4.5 cm. Il est important que la longueur du bouton soit adaptée à la taille de l'enfant: un bouton « trop court » s'incrustera dans la peau et fera une lésion de décubitus, tandis qu'un bouton « trop long » aura du jeu ce qui provoquera des fuites et l'apparition d'un tissu bourgeonnant de granulation. On effectue donc une mesure précise de la taille du bouton à l'aide d'un dispositif spécial et on commande un bouton adapté à l'enfant. Le délai pour recevoir le bouton est d'environ 10 jours. En général nous commandons 2 boutons, le premier étant mis en place par la personne responsable de l'enfant en même temps que l'instruction est donnée, et le second bouton est remis pour pouvoir disposer en tout temps d'un bouton de remplacement en cas de défectuosité. En cas de défectuosité du bouton ou de son retrait accidentel il importe de replacer rapidement (quelques heures) un nouveau bouton faute de quoi l'orifice de gastrostomie peut se refermer ou ne plus être utilisable par la formation d'un œdème.

Les parents et les personnes responsables de l'enfant ont pour consigne de changer le bouton d'office aux 6 mois car il devient souvent défectueux au-delà de cette durée.

Il existe plusieurs **systèmes de tubulures** qui s'adaptent au Mic-Key®. On peut combiner toutes les options.
Les tubulures existent en **2 longueurs**, 12" et 24" (30 et 60 cm). Les tubulures les plus courtes sont les plus aisées à nettoyer.
La prise côté Mic-Key® existe en version rectiligne (**Bolus feeding**) et en version coudée à 90° (**Secur-Lok**). Les connections Bolus ont un diamètre interne plus grand, sont plus aisées à nettoyer, mais restent perpendiculaires au bouton. Elles sont essentiellement destinées à l'alimentation à la seringue et autorisent le passage d'aliments de consistance épaisse. Les connections Secur-Lok sont plus discrètes sous les vêtements et gênent moins la nuit, mais sont un peu plus difficiles à nettoyer. Elles sont destinées aux perfusions à la pompe ou à l'administration de liquides.
La prise côté alimentation existe en version conique bleue (**Blue Cath Tip**) sur laquelle une seringue ou un embout de tubulure de pompe peut être connecté, ou en version « Y » (**Port « Y »**) nécessitant un embout luer-lock ou une connexion spéciale et disposant d'une prise séparée pour les médicaments.

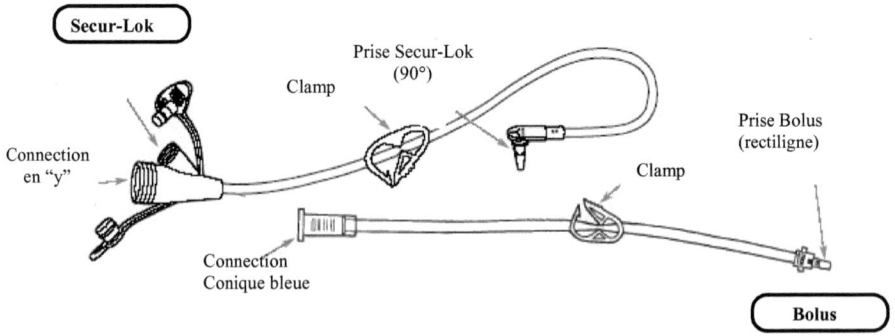

Mode d'emploi

Précaution: Avant toute manipulation du bouton ou des tubulures, se laver les mains à l'eau et au savon.

PROCÉDURE DE MISE EN PLACE DU BOUTON TYPE MIC-KEY®

- Retirer la sonde Mic-Key® de son emballage et l'examiner.
- Humidifier l'extrémité du Mic-Key® à l'eau du robinet ou la lubrifier à l'aide d'un lubrifiant hydrosoluble (K-Y) et l'insérer avec précaution dans l'estomac à travers le site de gastrostomie éventuellement en effectuant une rotation du bouton sur l'axe de sa tige. Ne pas utiliser de vaseline ou de paraffine qui endommageraient le ballonnet.
- Gonfler le ballonnet à l'aide de la seringue de 6 ml d'eau du robinet. La seringue se branche sur la connexion luer du bouton marquée « Bal ».
- Exercer une légère traction sur le Mic-Key® pour s'assurer de ce que le ballonnet est bien en place, c'est à dire que le bouton ne ressort pas.
- Vérifier l'absence de fuite gastrique autour du site de gastrostomie.

Ne jamais remplir le ballonnet avec plus de 10 ml de liquide.
Ne pas gonfler le ballonnet avec de l'air.

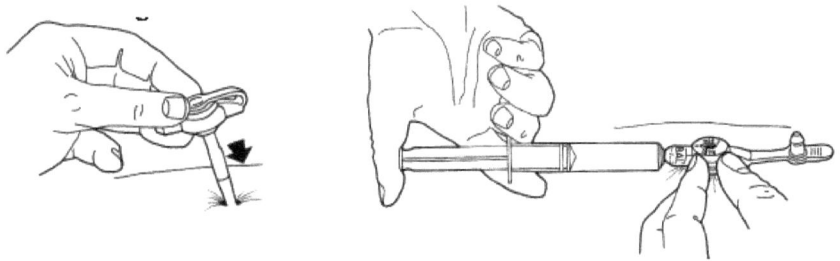

UTILISATION DES PROLONGATEURS BOLUS ET SECUR-LOK

Pour l'alimentation et la décompression gastriques, utiliser soit le prolongateur Bolus soit le prolongateur Secur-Lok. Le mode de connexion au bouton est le même.

- Retirer le capuchon du bouton.
- Connecter la prise Secur-Lok ou Bolus. Aligner la marque de repère noire de la tubulure avec celle du bouton, sur l'orifice en forme de clef, et enfoncer fermement en tenant le bouton entre le pouce et l'index.
- Verrouiller le prolongateur en tournant le connecteur **dans le sens des aiguilles d'une montre** jusqu'à ce qu'une légère résistance se fasse sentir (après environ trois quarts de tour). Ne pas tourner le connecteur au-delà de ce point d'arrêt.

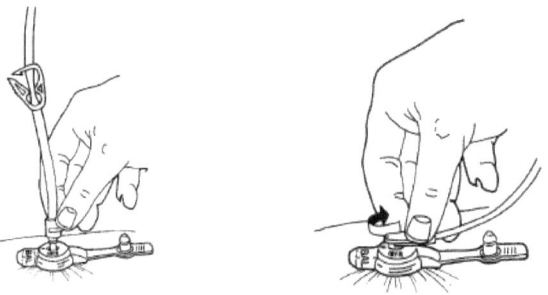

- Pour déconnecter la tubulure Secur-Lok ou Bolus, tourner la prise dans le sens contraire des aiguilles d'une montre jusqu'à ce que sa marque de repère noire et celle du bouton s'alignent. Détacher la tubulure et remettre le capuchon en place.
- Rincer la tubulure à l'eau du robinet jusqu'à ce qu'elle ne contienne plus aucun débris alimentaire.

VÉRIFICATION DU POSITIONNEMENT ET DE L'ABSENCE D'OBSTRUCTION DE LA SONDE

- L'une des connections Secur-Lok ou Bolus étant installée, raccorder une seringue contenant 10 ml d'eau. Aspirer le contenu de l'estomac. Aspirer doucement. La présence de matières gastriques dans la seringue confirme le bon positionnement de la sonde dans l'estomac.
- Rincer la sonde avec 10 ml d'eau. Vérifier l'absence de fuite autour du site de gastrostomie. En présence d'une fuite, vérifier à nouveau le bon gonflage du ballonnet.

ALIMENTATION

- Retirer le capuchon du site d'alimentation.
- Pour l'alimentation par seringue, raccorder la tubulure à connexion « Bolus ». L'enfoncer bien fermement et lui faire un quart de tour pour la verrouiller en place.
- Pour l'alimentation par poche ou pompe, purger l'air de la poche et de la tubulure. Connecter la tubulure de la poche à celle de type « Secur-Lok ». L'enfoncer bien fermement et lui faire faire un quart de tour pour la verrouiller en place.
- Régler le débit de la préparation et procéder à l'alimentation.
- Une fois l'alimentation terminée, avant de débrancher la connexion du bouton, rincer la tubulure et le bouton avec 10 ml d'eau du robinet tiède.
- Déconnecter la tubulure du bouton et remettre en place le capuchon du Mic-Key®.
- Laver soigneusement la tubulure à l'eau du robinet tiède, jusqu'à ce que la tubulure soit débarrassée de tout résidu.
- Laver la poche à aliments à l'eau tiède savonneuse et bien les rincer.
- Si l'alimentation s'effectue en continu à l'aide d'une pompe rincer la tubulure si possible toutes les 6 heures avec 10 à 20 ml d'eau sinon au moins une fois toutes les 12 heures.

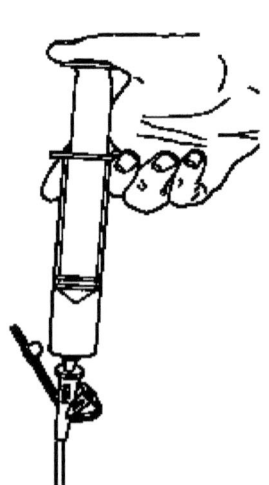
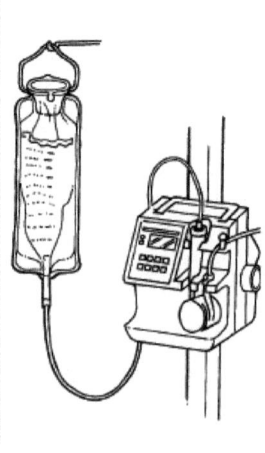

ENTRETIEN QUOTIDIEN

- Examiner le site de gastrostomie pour vérifier l'absence de rougeurs, d'inflammation, de gêne du patient et de fuite gastrique.
- Tourner le bouton sur lui même et nettoyer la peau avec précaution au voisinage du site de gastrostomie avec de l'eau et du savon. Ne pas utiliser de désinfectant coloré qui teinte le bouton et peut l'endommager.
- Ne pas insérer de compresse entre le bouton et la peau. Le Mic-Key® a été dessiné pour permettre une circulation d'air entre la peau et le bouton. Une compresse ne permettrait pas cette circulation et favoriserait les macérations et les infections.
- Un bâtonnet monté (Q-tip) peut être utilisé pour nettoyer sous le bouton.
- Rincer le bouton avec 10 à 20 ml d'eau après chaque utilisation.
- Vérifier le volume du ballonnet si possible une fois par semaine, mais au moins une fois par mois. Il doit normalement se situer vers 5 à 6 ml. Le vider complètement et le regonfler avec la quantité d'eau du robinet préconisée (soit normalement de 5 ml).

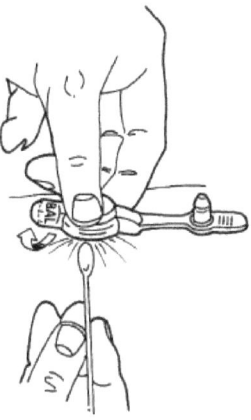

LONGÉVITÉ DU BALLONNET

Il est impossible de prévoir avec précision la durée de vie des ballonnets en silicone. Elle est normalement de 1 à 8 mois, toutefois elle varie en fonction d'un certain nombre de facteurs, dont la nature des médicaments administrés, le volume de gonflage du ballonnet, le pH gastrique et la qualité de l'entretien de la sonde.
Pour cette raison le ballonnet doit être changé d'office chaque 6 mois.

PROCÉDURE DE REMPLACEMENT

- Dégonfler le ballonnet à l'aide d'une seringue à embout luer.
- Tourner le Mic-Key® et le retirer avec précaution du site de gastrostomie, éventuellement en le tournant sur son axe. Le recours à un lubrifiant hydrosoluble peut faciliter son retrait.
- Remplacer le Mic-Key® conformément aux instructions fournies sous la rubrique « Procédure de mise en place »

LONGÉVITÉ DES SONDES

Il est indispensable que les tubulures soient propres sinon une contamination bactérienne peut se développer sur les résidus alimentaires qui persisteraient dans la sonde.

Après emploi, les sondes doivent être rincées à l'eau du robinet jusqu'à ce qu'il ne reste plus de débris à l'intérieur. Dès qu'une sonde ne peut plus être nettoyée correctement, elle doit être changée. La durée d'utilisation d'une sonde est en général comprise entre 2 et 3 semaines. Cette durée est variable
- selon le type de sonde: les sondes Bolus -rectilignes- sont plus faciles à nettoyer que les Secur-Lok qui sont coudées
- selon le type d'aliment que l'on passe dedans
- selon la fréquence d'utilisation.

Problèmes

L'utilisation d'une sonde de gastrostomie peut être associée aux complications suivantes: granulation hypertrophique, aspiration pulmonaire, traumatisme du tube digestif, fistules et irritation gastrique. En cas de rougeur, d'irritation ou de suintement inhabituel, faites appel à votre médecin traitant.

Quelques problèmes possibles:

Fuite le long du bouton: Elle est en général due au fait que le bouton prend du jeu parce que le ballonnet est partiellement ou totalement dégonflé.
Prendre une seringue et dégonfler le ballonnet, sans ôter le bouton. En principe le ballonnet contient 5 à 6 ml. Souvent lors de fuites on ne trouve plus que 2 à 3 ml dans le ballonnet. Replacer 6 ml d'eau du robinet, dans le ballonnet. On peut même aller un peu au delà pour assurer l'étanchéité (7 à 8 ml), mais sans dépasser 10 ml.
Ne jamais remplir le ballonnet avec plus de 10 ml de liquide.
Ne pas gonfler le ballonnet avec de l'air.

Si la seringue ne ramène plus rien, soit le ballonnet est complètement vide, en ce cas le regonfler avec 6 ml d'eau du robinet, soit il est percé, en ce cas il faut changer le bouton et mettre en place le bouton de réserve. Lorsqu'il n'y a aucune résistance dans la seringue lors de l'essai de gonflage du ballonnet, cela signifie que le bouton est probablement percé. Sortir le bouton de la gastrostomie et vérifier le ballonnet.

Tissu de granulation abondant: L'organisme se défend contre un corps étranger qui traverse la peau en produisant un tissu inflammatoire rose et suintant, assez fragile qui peut même saignoter. Cette production de tissu de granulation est souvent liée au fait que le bouton a pris du jeu. Pour cela procéder à la vérification du remplissage du ballonnet comme mentionné ci dessus (fuite), et regonfler le ballonnet avec 2 ml de plus que le volume initial, sans toutefois dépasser 10 ml.

Cependant un tissu de granulation peut se former occasionnellement même avec un bouton bien ajusté.

Le suintement ou le saignement, bien que déplaisant, n'est pas grave. Il ne faut pas glisser une compresse entre le bouton et la peau: cela entretient la macération. Les seuls soins à donner sont un lavage plus fréquent à l'eau et au savon.

Il est inutile d'effectuer des frottis bactériologiques: ce tissu est toujours colonisé par des bactéries, mais ce n'est pas une infection. Il est également inutile d'appliquer un désinfectant qui teintera le bouton ou une pommade antibiotique qui sélectionnera des bactéries dont il sera difficile de se défaire en cas d'infection réelle.

Infection de la paroi: Bien que rare, une infection de la paroi peut survenir. Elle se manifestera par une rougeur centrée sur l'orifice de la gastrostomie, créant une zone rouge, tendue, douloureuse et indurée de la paroi sur une surface de 5 ou 10 cm autour de celui-ci (et non plus un petit bourgeonnement localisé autour de la gastrostomie comme le tissu de granulation). En ce cas il y a lieu de consulter un médecin qui devra probablement donner un traitement général (antibiotiques) et local.

OR, Lausanne CHUV, le 16.12.98

En cas de problème, le Dr O. Reinberg peut être atteint par l'intermédiaire du Secrétariat du Service de Chirurgie Pédiatrique au 021 / 314.30.71.

La nuit et le week-end, le Dr O. Reinberg peut être atteint par l'intermédiaire du médecin assistant de garde de chirurgie pédiatrique au CHUV, Tél. 021 / 314 11 11, et demander le bip 743 149, ou directement 021/ 314 31 49.

MIC SECUR-LOK et MIC-KEY sont des marques déposées de Ballard Medical Products.
Les illustrations sont extraites du guide « The Mic-Key® skin level feeding tube. Your guide to proper care » Edit par Ballard Medical Products, 1995.

BIBLIOGRAPHIE

[1] Terrillon O. *The Gastrostomy.* Scientific American Supplement 1888; 643 (25): 10274-10276.

[2] Gauderer MWL, Stellato TA. *Gastrostomies: evolution, techniques, indications and complications.* Current Problems in Surgery. Chicago, Year Book Medical Publishers, Included, 1986; 23(9): 658-719.

[3] Gauderer MW. *Percutaneous endoscopic gastrostomy: a 10-year experience with 220 children.* J Pediatr Surg 1991; 26(3): 288-294.

[4] Gauderer MW. *Percutaneous endoscopic gastrostomy and the evolution of contemporary long-term enteral access.* Clin Nutr 2002; 21(2): 103-110.

[5] Gauderer MWL. *Gastrostomy techniques and devices.* In:Pediatric Surgery, ed.: Surgical clinics of North America. Philadelphia, W B Saunders, 1992; 72(6): 1285-1298.

[6] Sampson LK, Georgeson KE, Winter DC. *Laparoscopic gastrostomy as an adjunctive procedure to laparoscopic fundoplication in children.* Surg Endosc 1996; 10:1106-1110.

[7] Behrens R, Lang T, Muschweck H, Richter T, Hofbeck M. *Percutaneous Edoscopic Gastrostomy in Children and Adolescents.* J Pediatr Gastroenterol Nutr 1997; 25: 487-491.

[8] Humphrey GME, Najmaldin A. *Laparoscopic gastrostomy in children.* Pediatr Surg Int 1997; 12: 501-504.

[9] Khattak IU, Kimber C, Kiely EM, Spitz L. *Percutaneous Endoscopic Gastrostomy in Paediatric Practice: Complications and Outcome.* J Pediatr Surg 1998; 33(1): 67-72.

[10] Sulaeman E, Udall JN Jr, Brown RF, Mannick EE, Loe WA, Hill CB, Schmidt-Sommerfeld E. *Gastoesophageal reflux and Nissen fundoplication following percutaneous endoscopic gastrostomy in children.* J Pediatr Gastroenterol Nutr 1998; 26(3): 269-273.

[11] Arnbjörnsson E, Larsson LT, Lindhagen T. *Complications of laparoscopy-aided gastrostomies in paediatric practice.* J Pediatr Surg 1999; 34 (12): 1843-1846.

[12] Ségal D, Michaud L, Guimber D, Ganga-Zandzou PS, Turck D, Gottrand F. *Late-onset complications of percutaneous endoscopic gastrostomy in children.* J Pediatr Gastroenterol Nutr 2001; 33: 495-500.

[13] Razeghi S, Lang T, Behrens R. *Influence of percutaneous endoscopic gastrostomy on gastroesophageal reflux: a prospective study in 68 children.* J Pediatr Gastroenterol Nutr 2002; 35: 27-30.

[14] Samuel M, Holmes K. *Quantitative and qualitative analysis of gastoesophagealreflux after percutaneous endoscopic gastrostomy.* J Pediatr Surg 2002; 37(2): 256-261.

[15] Saitua F, Acuna R, Herrera P. *Percutanoeus endoscopic gastrostomy: the technique of choice.* J Pediatr Surg 2003; 38(10): 1512-1515.

[16] Zamakhshary M, Jamal M, Blair GK, Murphy JJ, Weber EM, Skarsgard EK. *Laparoscopic vs percutaneous endoscopic gastrostomy tube insertion: a new pediatric gold standard?* J Pediatr Surg 2005; 40: 859-862.

[17] Friedman JN, Ahmed S, Connolly B, Chait P, Sanjay M. *Complications associated with image-guided gastrostomy and gastrojejunostomy tubes in children.* Pediatrics 2004; 114: 458-461.

[18] Backman T, Arnbjornsson E, Berglund Y, Larsson LT. *Video-assisted gastrostomy in infants less than 1 year.* Pediatr Surg Int 2006; 22(3): 243-246.

[19] Grant JP. *Comparison of percutaneous endoscopic gastrostomy with Stamm gastrostomy.* Ann Surg 1988; 207(5): 598-603.

[20] Kimber CP, Beasley SW. *Limitations of percutaneous endoscopic gastrostomy in facilitating enteral nutrition in children: Review of the shortcomings of a new technique.* J Paediatr Child Health 1999; 35: 427-431.

[21] De Baere T, Chapot René, Kuoch V, Chevallier P, Delille FP, Domenge C, Schwaab G, Roche A. *Percutaneous gastrostomy with Fluoroscopic Guidance: single-center with experience in 500 consecutive cancer patients.* Radiology 1999; 210(3): 651-654.

[22] Thornton FJ, Varghese JC, Haslam PJ, McGrath FP, Keeling F, Lee MJ. *Percutaneous gastrostomy in patients who fail or are unsuitable for endoscopic gastrostomy.* Cardiovasc Intervent Radiol 2000; 23:279-284.

[23] Cass OW, Rowland K, Bartram B, Ross JR, Choe Y, Hall JD. *Insertion, efficacy, and removal of a nonendoscopically removable percutaneous endoscopic gastrostomy (PEG) tube.* Surg Endosc 1999; 13: 516-519.

[24] Wilcox DT, Kiely EM. *Open gastrostomy performed through the umbilicus*, Ped Surg Int 1998;13: 454.

[25] Seekri IK, Rescorla FJ, Canal DR, Zollinger TW, Saywell R Jr, Grosfeld JL. *Lesser curvature gastrostomy reduces the incidence of postoperative gastroesophageal reflux.* J Pediatr Surg 1991; 26(8): 982-984.

[26] Stringel G. *Gastrostomy with antireflux properties.* J Pediatr Surg 1990; 25(10): 1019-1021.

[27] Carrillo EH, Heniford BT, Osborne DL, Spain DA, Miller FB, Richardson JD. *Bedside percutaneous endoscopic gastrostomy.* Surg Endosc 1997; 11: 1068-1071.

[28] Werlin S, Glicklich M, Cohen R. *Early feeding after percutaneous endoscopic gastrostomy is safe in children.* Gastointest Endosc 1994; 40 (6):692-693.

[29] Russell TR, Brotman M, Norris F. *Percutaneous gastrostomy. A new simplified and cost-effective technique.* Am J Surg 1984; 148(1): 132-137.

[30] Crombleholme TM, Jacir NN. *Simplified "push" technique for percutaneous endoscopic gastrostomy in children.* J Pediatr Surg 1993; 28(10): 1393-1395.

[31] Sacks BA, Glotzer DJ. *Percutaneous reestablishment of feeding gastrostomies.* Surgery 1979; 85(5):575-576.

[32] Sacks BA, Vine HS, Palestrant AM, Ellison HP, Shropshire D, Lowe R. *A nonoperative technique for establishment of a gastrostomy in the dog.* Invest Radiol 1983; 18(5): 485-487.

[33] Preshaw RM. *A percutaneous method for inserting a feeding gastrostomy tube.* Surg Gynecol Obstet 1981; 152(5): 658-660.

[34] Keller MS, Lai S, Wagner DK. *Percutaneous gastrostomy in a child.* Radiology 1986; 160(1): 261-262.

[35] Cory DA, Fitzgerald JF, Cohen MD. *Percutaneous non edoscopic gastrostomy in children.* Am J Roentgenol. 1988; 151(5): 995-997.

[36] Chait PG, Weinberg J, Connolly BL, Pencharz P, Richards H, Clift JE, Savoie S, Harrison D. *Retrograde percutaneous gastrostomy and gastrojejunostomy in 505 children.* Radiology 1996; 201(3): 691-695.

[37] Dewald CL, Hiette PO, Sewall LE, Fredenberg PG, Palestrant AM. *Percuanteous gastrostomy and gastrojejunostomy with gastropexy: experience in 701 procedures.* Radiology 1999; 211: 651-656.

[38] Funaki B, Zaleski GX, Lorenz J, Menocci PB, Funaki AN, Rosenblum DJ, Straus C, Leef JA. *Radiologic gastrostomy placement, pigtail-versus mushroom-retained catheters.* Am J Roentgenol 2000; 175: 375-379.

[39] Barron M, Duncan DS, Green GJ, Modrusan D, Cannolly B, Chait P, Saudners FE, Greenberg M. *Efficacy and safety of radiologically placed gastrostomy tubes in paediatric haematology/oncology patients.* Med Pediatr Oncol 2000; 34: 177-182.

[40] Dinkel HB, Beer KT, Zbaren P, Triller J. *Establishing radiological percutaneous gastrostomy with balloon-retained tubes as an alternative to endoscopic and surgical gastrostomy in patients with tumours of the head and neck or oesophagus.* Br J Radiol 2002; 75(892): 371-377.

[41] Aziz D, Chait P, Kreichman F, Langer CJ. *Image-Guided Percutaneous gastrostomy in neonates with esophageal atresia.* J Pediatr Surg 2004; 11: 1648-1650.

[42] Cahill AM, Kaye RD, Fitz CR, Towbin RB. *"Push-pull" gastrostomy: a new technique for percutaneous gastrostomy tube insertion in the neonate and young infant.* Pediatr Radiol 2001; 31(8): 550-554.

[43] Panzer S, Harris M, Berg W, Ravich W, Kalloo A. *Endoscopic ultrasound in the placement of a percutaneous endoscopic gastrostomy tube in the non-transilluminated abdominal wall.* Gastrointest Endosc 1995; 42(1): 88-90.

[44] Kanazawa S, Naomoto Y, Hiraki Y, Yasui K, Matsuno T. *Percutaneous feeding gastrostomy in patients with a partial gastrectomy: transhepatic approach with CT guidance.* Abdom Imaging 1995; 20(4): 302-306.

[45] Edelman DS, Unger SW, Russin DR. *Laparoscopic Gastrostomy.* Surg Laparosc Endosc 1991; 1(4):251-253.

[46] Majewski W, Zielinski S. *Video-assisted gastrostomy.* Surg Endosc 1999; 13: 308-310.

[47] Tomicic JT, Luks FI, Shalon L, Tracy TF. *Laparoscopic gastrostomy in infants and children.* Eur J Pediatr Surg. 2002; 12(2): 107-110.

[48] Lotan G, Broide E, Efrati Y, Klin B. *Laparoscopically monitored percutaneous endoscopic gastrostomy (PEG) in children.* Surg Endosc 2004; 18: 1280-1282.

[49] Yu SC, Petty JK, Bensard DD, Patrick DA, Bruny JL, Hendrickson RJ. *Laparoscopic-assisted percutaneous endoscopic gastrostomy in children and adolescents.* JSLS 2005; 9: 302-304.

[50] Mikaelsson C, Arnbjörnsson E. *Single-puncture laparoscopic gastrostomy in children.* Pediatr Surg Int 1998; 14: 43-44.

[51] Viani MP, Poggi RV, Pinto A, Fusai G, Andreani SM, Marvotti RA. *Gasless laparoscopic gastrostomy.* J Laparoendosc Surg 1995; 5(4): 245-249.

[52] Cossa JP, Marmuse JP, Lecomte P, Le Goff JY, Johanet H, Benhamou G. *Tubular gastrostomy using celioscopy.* Presse Med 1992; 21(32):1519-1521.

[53] Collet D, *Tubular gastrostomy under celioscopy.* Presse Med 1993; 22(14):690.

[54] Ritz JP, Germer CT, Buhr HJ. *Laparoscopic gastrostomy according to Janeway.* Surg Endosc 1998; 12: 894-897.

[55] Lotan G, Broide E, Efrati Y, Klin B. *Laparoscopically monitored percutaneous endoscopic gastrostomy (PEG) in children.* Surg Endosc 2004; 18: 1280-1282.

[56] Croaker GD, Najmaldin AS. *Laparoscopically assisted percutaneous endoscopic gastrostomy.* Pediatr Surg Int 1997; 12(2-3):130-131.

[57] Stringel G, Geller ER, Lowenheim MS. *Laparoscopic-assisted percutaneous endoscopic gastrostomy.* J Pediatr Surg 1995; 30(8): 1209-1210.

[58] Faries MB, Rombeau JL. *Use of gastrostomy and combined gastrojejunostomy tubes for enteral feeding*, World J Surg 1999; 23: 603-607.

[59] Sampson LK, Georgeson KE, Winters DC. *Laparoscopic gastrostomy as an adjunctive procedure to laparoscopic fundoplication in children.* Surg Endosc 1996; 10(11):1106-1110.

[60] Peitgen K, Walz MK, Krause U, Eigler FW. *First results of laparoscopic gastrostomy.* Surg Endosc 1997;11: 658-662.

[61] Dormann AJ, Wejda B, Kahl S, Huchzermeyer H, Ebert MP, Malfertheiner P. *Long-term results with a new introducer method with gastropexy for percutaneous endoscopic gastrostomy.* Am J Gastroenterol 2006; 101: 1229-1234.

[62] Dormann AJ, Huchzermeyer H. *Endoscopic techniques for enteral nutrition: standards and innovations.* Dig Dis 2002; 20: 145-153.

[63] Coleman CC, Coons HG, Cope C, Derauf BJ. *Percutaneous enterostomy with the Cope suture anchor.* Radiology 1990; 174: 889-891.

[64] Collure DWD, Bumpers HL, Hoover EL. *A complication of T-fasteners in percutaneous endoscopic gastrostomy (PEG) placement.* Surg Endosc 1996; 10: 938-939.

[65] Ho T, Marguilie S. *Pneumoperitoneum from an eroded T-fastener.* Surg Endosc 1999; 13: 285-286.

[66] Cahill AM, Kaye RD, Fitz CR, Towbin RB. *Non-endoscopic removal of radiologically placed percutaneous primary gastrostomy tubes: a new technique.* Pediatr Radiol 2001; 31: 546-549.

[67] Wollman B, D'Agostino HB, Walus-Wigle JR, Easter DW, Beale A. *Radiologic, endoscopic, and surgical gastrostomy: an institutional evaluation and meta-analysis of the literature.* Radiology 1995; 197(3): 699-704.

[68] Goretsky MF, Johnson N, Farrell M, Ziegler MM. *Alternative techniques of feeding gatrostomy in children: a critical analysis.* J Am Coll Surg 1996; 182(3): 233-240.

[69] Barkmeier JM, Trerotola SO, Wiebke EA, Sherman S, Harris JV, Snidow JJ, Johnson MS, Rogers WJ, Zhou XH. *Percutaneous radiologic, surgical endoscopic, and percutaneous endoscopic gastrostomy/gastrojejunostomy: comparative study and cost analysis.* Cardiovasc Intervent Radiol 1998; 21:324-328.

[70] Isch JA, Rescorla FJ, Tres Scherer LR 3rd, West KW, Grosfeld JL. *The development of gastroesophageal reflux after percuanteous endoscopic gastrostomy.* J Pediatr Surg 1997; 32(2): 321-323.

[71] Gottrand F, Michaud L. *Percutaneous endoscopic gastrostomy and gastro-esophageal reflux: are we correctly addressing the question?* J Pediatr Gastroenterol Nutr 2002; 35(1): 22-24.

[72] Heikenen JB, Werlin SL, Brown CW. *Elecrtogastrography in gastrostomy-tube-fed children.* Dig Dis Sci 1999; 44(7): 1293-1297.

[73] Black TL, Fernandes ET, Ellis DG, Hollabaugh RS, Hixson SD, Mann CM, Miller JP, Wrenn E Jr. *The effect of tube gastrostomy on gastroesophageal reflux in patients with esophageal atresia.* J Pediatr Surg 1991; 26(2): 168-170.

[74] Papaila JG, Vane DW, Colville C, Berend M, Mallik G, Canal D, Grosfeld JL. *The effect of various types of Gastrostomy on the lower oesophageal sphincter.* J Pediatr Surg 1987; 22: 1198-1202.

[75] Ono H, Azuma T, Miyaji H, Ito S, Ohtaki H, Ohtani M, Dojo M, Yamazaki Y, Kuriyama M. *Effects of percutaneous endoscopic gastrostomy tube placement on gastric antral motility and gastric emptying.* J Gastroenterol 2003; 38(10): 930-936.

[76] Launay V, Gottrand F, Turck D, Michaud L, Ategbo S, Farriaux JP. *Percutaneous endoscopic gastrostomy in children: influence on gastroesophageal reflux.* Pediatrics 1996; 97(5): 726-728.

[77] Burd RS, Price MR, Whale TV. *The role of protective antireflux procedure in neurologically impaired children: a decision analysis.* J Pediatr Surg. 2002; 37(3): 500-506.

[78] Puntis JW, Thwaites R, Abel G, Stringer MD. *Children with neurological disorders do not always need fundoplication concomitant with percutaneous endoscopic gastrostomy.* Dev Med Child Neurol 2000; 42(2): 97-99.

[79] Wilson GJP, Van der Zee DC, Bax NMA. *Endoscopic gastrostomy placement in the child with gastroesophageal reflux: is concomitant antireflux surgery indicated?* J Pediatr Surg 2006; 41: 1441-1445.

[80] Hament JP, Bax NN, Van der Zee DC, De Schryver JEAR, Nesselaar C. *Complications of percutaneous endoscopic gastrostomy with or without concomitant antireflux surgery in 96 children.* J Pediatr Surg 2001; 36(9): 1412-1415.

[81] Sullivan P. *Gastrostomy feeding in the disabled child: when is an antireflux procedure required?* Arch Dis Child 1999; 81: 463-464.

[82] Lintula H, Antila P, Kokki H. *Laparoscopic fundoplication in children with a preexisting gastrostomy.* J Laparoendosc Adv Surg Tech A 2003 Dec;13(6):381-385

[83] Jesch NK, Schmidt AI, Strassburg A, Gluer S, Ure BM. *Laparoscopic fundoplication in neurologically impaired children with percutaneous endoscopic gastrostomy.* Eur J Pediatr Surg 2004; 14(2): 89-92.

[84] Lien HC, Chang CS, Chen GH. *Can percutaneous endoscopic jejunostomy prevent gastroesophageal reflux in patients with preexisting esophagitis?* Am J Gastroenterol 2000; 95(12): 3439-3443.

[85] Albanese CT, Towbin RB, Ulman I, Lewis J, Smith SD. *Percutaneous gastrojejunostomy versus Nissen fundoplication for enteral feeding of the neurologically impaired child with gastroesophageal reflux.* J Pediatr 1993; 123(3): 371-375.

[86] Bianchi A. *Total esophagogastric dissociation.* J Pediatr Surg 1997; 32(9): 1291-1294.

[87] Morabito A, Lall A, Lo Piccolo R, McCarthy H, Kauffmann L, Ahmed S, Bianchi A. *Total esophagogastric dissociation: 10 years'review.* J Pediatr Surg 2006; 41: 919-922.

[88] Valletta E, Angelini G, Castagnini A, Fontana E, Piccoli R, Ulmi D. *Percutaneous endoscopic gastrostomy in children with ventriculoperitoneal shunt.* Pediatr Med Chir 2003; 25(5): 360-363.

[89] Sane SS, Towbin A, Bergey EA, Kaye RD, Ritz CR, Albright L, Towbin RB. *Percutaneous gastrostomy tube placement in patients with ventriculoperitoneal shunts.* Pediatr Radiol 1998; 28: 521-523.

[90] Taylor AL, Carroll TA, Jakubowski J, O'Reilly G. *Percutaneous endoscopic gastrostomy in patients with ventriculoperitoneal shunts.* Br J Surg 2001; 88(5): 724-747.

[91] Butani L, Berg G, Makker SP. *Gastrostomy tube leak in a patient receiving peritoneal dialysis.* Pediatr Nephrol 2001; 16: 787-789.

[92] Ramage J, Harvey E, Geary DF, Hébert D, Balfe JA, Balfe JW. *Complications of gastrostomy feeding in children receiving peritoneal dialysis.* Pediatr Nephrol 1999; 13: 249-252.

[93] Kari JA, Gonzalez C, Ledermann SE, Shaw V, Rees L. *Outcome and growth of infants with severe chronic renal failure.* Kidney Int 2000; 57(4): 1681-1687.

[94] Ledermann SE, Spitz L, Molony J, Rees L, Trompeter RS. *Gastrostomy feeding in infants and children on peritoneal dialysis.* Pediatr Nephrol 2002; 17(4): 246-250.

[95] Watson AR, Coleman JE, Taylor EA. *Gastrostomy buttons for feeding children on continuous cycling peritoneal dialysis.* Adv Perit Dial 1992; 8: 391-395.

[96] Sheridan R, Schulz J, Ryan C, Ackroyd F, Basha G, Tompkins R. *Percutaneous endoscopic gastrostomy in burn patients.* Surg Endosc 1999; 13: 401-402.

[97] Patton ML, Haith LR Jr, Germain TJ, Goldman WT, Raymond JT. *Use of percutaneous endoscopic gastrostomy tubes in burn patients.* Surg Endosc 1994; 8(9): 1067-1071.

[98] Kreis BE, Middelkoop E, Vloemans AFPM, Kreis RW. *The use of a PEG tube in a burn centre.* Burns 2002; 28: 191-197.

[99] Skolin I, Hernell O, Larsson MV, Wahlgren C, Wahlin YB. *Percutaneous endoscopic gastrostomy in children with malignant disease.* J Pediatr Oncol Nurs 2002; 19(5): 154-163.

[100] Arnbjörnsson E, Backman T, Mörse H, Beglund Y, Kullendorff CM, Lövkvist H. *Complications of video-assisted gastrostomy in children with malignacies or neurological diseases.* Acta Paediatrica 2006; 95: 467-470.

[101] Brown MC. *Cancer metastasis at percutaneous endoscopic gastrostomy stomata is related to the hematogenous or lymphatic spread of circulating tumor cells.* Am J Gastoenterol 2000; 95(11): 3288-3291.

[102] Fann JI, Hartman GE, Shochat J. *"Waterseal" gastrostomy in the management of premature infants with tracheoesophageal fistula and pulmonary insufficiency.* J Pediatr Surg 1988; 23(1): 29-31.

[103] Aggarwal SK, Gupta C. *"Thoracic gastrostomy"-a new technique for feeding gastrostomy in wide-gap esophageal atresia and tracheo-esophageal fistula.* Pediatr Surg Int 2003; 19(8): 567-572.

[104] Mahjan L, Oliva L, Wyllie R, Fazio V, Steffen R, Kay M. *The safety of gastrostomy in patients with Crohn's disease.* Am J Gastoenterol 1997; 92(6): 985-988.

[105] Haynes L, Atherton DJ, Ade-Ajayi N, Wheeler R, Kily EM. *Gastrostomy and growth in dystrophic epidermolysis bullosa.* Br J Dermatol 1996; 134(5): 872-879.

[106] Sleigh G, Brocklehurst P. *Gastrostomy feeding in cerebral palsy: a systematic review.* Arch Dis Child 2004; 89: 534-539.

[107] Mathew P, Bowman L, Williams R, Jones D, Rao B, Schropp K, Warren B, Klyce MK, Whitington G, Hudson M. *Complications and effectiveness of gastrostomy feedings in paediatric cancer patients.* J Pediatr Hematol Oncol 1996; 18 (I): 81-85.

[108] Marin OE, Glassman MS, Schoen BT, Caplan DB. *Safety and efficacy of percutaneous endoscopic gastrostomy in children.* Am J Gastoenterol 1994; 89(3): 357-361.

[109] Haws EB, Sieber WK, Kiesewetter WB. *Complications of tube gastrostomy in infants and children. 15-year review of 240 cases.* Ann Surg 1966; 164(2): 284-290.

[110] Campbell JR, Sasaki TM. *Gastrostomy in infants and children: An analysis of complications and techniques.* Am Surg 1974; 40(9): 505-508.

[111] Shellito PC, Malt RA. *Tube gastrostomy. techniques and complications.* Ann Surg 1985; 201(2): 180-185.

[112] Hogan RB, DeMarco DC, Hamilton JK, Walker CO, Polter DE. *Percoutanous endoscopic gastrostomy, to push or pull. A prospective randomized trial.* Gastrointest Endosc 1986; 32(4): 253-258.

[113] Larson DE, Burton DD, Schroeder KW, Di Magno EP. *Percutaneous endoscopy gastrostomy. Indications, success, complications, and mortality in 314 consecutive patients.* Gastroenterology 1987; 93(1): 48-52.

[114] Graig GM, Carr LJ, Cass H, Jastings RP, Lawson M, Reilly S, Ryan M, Townsend J, Spitz L. *Medical, surgical, and heath outcomes of gastrostomy feeding.* Dev Med Child Neurol 2006; 48: 353-360.

[115] Chait PG, Weinberg J, Connolly BL, Pencharz P, Richards H, Clift JE, Savoie S, Harrison D. *Retrograde percutaneous gastrostomy and gastrojejunostomy in 505 children: a 4 ½ year experience.* Radiology 1996; 201(3): 691-695.

[116] Bianchi A, Pearse B. *The non-refluxing gastrostomy: an evaluation.* Pediatr Surg Int 1997; 12: 494-496.

[117] Rothenberg SS, Bealer JF, Chang JHT. *Primary laparoscopic placement of gastrostomy buttons for feeding tubes.* Surg Endosc 1999; 13: 995-999.

[118] Sharma VK, Howden CW. *Meta-analysis of Randomized, controlled trials of antibiotic prophylaxis before percutaneous endoscopic gastrostomy.* Am J Gastroenterol 2000; 95: 3133-3136.

[119] Suzuki Y, Urashima M, Ishibashi Y, Abo M, Mashiko H, Eda Y, Kusakabe T Kawasaki N, Yanaga K. *Covering the percutaneous endoscopic gastrostomy (PEG) tube prevents peristomal infection.* World J Surg 2006; 30(8): 1450-1458.

[120] Maclean AA, Miller G, Bamboat ZM, Hiotis K. *Abdominal wall necrotizing fasciitis from dislodged percutaneous endoscopic gastrostomy tubes: a case series.* Am Surg 2004; 70(9): 827-831.

[121] Conlon SJ, Janik TA, Janik JS, Hendrickson RJ, Landholm AE. *Gastrostomy revision: incidence and indications.* J Pediatr Surg 2004; 9: 1390-1395.

[122] Beasley SW, Catto-Smith AG, Davidson PM. *How to avoid complications during percoutaneous endoscopic gastrostomy.* J Pediatr Surg 1995; 30(5): 671-673.

[123] Ware R, Vuksanaj D, McGill C. *Aortogastric fistula: a complication of tube gastrostomy,* J Pediatr Surg 1989; 24(11):1149-1151.

[124] Patwardhan, N Mchugh K, Drake D, Spitz L. *Gastroenteric fistula complicating percutaneous endoscopic gastrostomy.* J Pediatr Surg 2004; 39(4): 561-564.

[125] Wilson WCM, Zenone EA, Spector H. *Small intestine perforation following percoutaneous endoscopic gastrostomy placement.* Gastrointest Endosc 1990; 36: 62-63.

[126] Chen Y, Ni YH, Lai HS. *Gastrocolocutaneous fistula in a child with congenital short bowel syndrome: a rare complication of percutaneous endoscopic gastrostomy.* J Formos Med Assoc 2004; 103(4): 306-310.

[127] Panicek DM, Ewing DK, Gottlieb RH, Chew FS. *Gastrostomy tube pancreatitis.* Pediatr Radiol 1998; 18(5): 416-417.

[128] Tracey AJ, Hendricksokn RJ, Janik JS, Landholm AE. *Gastric prolapse through a gastrostomy tract.* J Pediatr Surg 2004; 39(7): 1094-1097.

[129] Koivusalo A, Pakarinen MP, Pyorala S, Salminen P, Rintala RJ. *Revision of prolapsed feeding gastrostomy with a modified Janeway "gastric tube".* Pediatr Surg Int 2006; 22(2): 202-204.

[130] Sookpotarom P, Vejchapipat P, Chogsrisawat V, Mahyosnond A. *Gastric volvulus caused by percutaneous endoscopic gastrostomy: a case report.* J Pediatr surg 2005; 40: E21-E23.

[131] Galea MH, Mayell MJ. *Gastroduodenal mucosal intussusception causing gastric outlet obstruction: a complication of gastrostomy tubes.* J Pediatr Surg 1988; 23(10): 980-981.

[132] Kealey WD, Mccallion WA, Boston VE. *Tension pneumoperitoneum: a potentially life-threatening complication of percutaneous endoscopic gastrojejunostomy.* J Pediatr Gastroenterol Nutr 1996; 22(3): 334-335.

[133] Dautle MP, Wilkinson TR, *Gauderer MWL. Isolation and identification of biofilm microorganisms from silicone gastrostomy devices.* J Pediatr Surg 2003; 38(2): 216-220.

[134] Hayashi AH, Lau HY, Gillis DA. *Topical sucralfate: effective therapy for the management of resistant peristomal and perineal excoriation.* J Pediatr Surg 1991; 26(11): 1279-1281.

[135] Goldberg E, Kaye R, Yaworski J, Liacouras C. *Gastrostomy tubes: facts, fallacies, fistulas, and false tracts.* Gastroenterol Nurs 2005; 28(6): 485-493.

[136] Lord LM. *Restoring and maintaining patency of enteral feeding tubes.* Nutr Clin Pract 2003; 18(5): 422-426.

[137] Jones-Saete C, Kriel RL, Cloyd JC. *External leakage from feeding gastrostomies in patients receiving valproate sprinkle.* Epilepsia 1992; 33(4): 692-695.

[138] Bourgault AM, Heyland DK, Drover JW, Keefe L, Newman P, Day AG. *Prophylactic pancreatic enzymes to reduce feeding tube occlusions.* Nutr Clin Pract 2003; 18(5): 398-401.

[139] Simon T, Fink AS. *Current management of endoscopic feeding tube dysfunction.* Surg Endosc 1999; 13: 403-405.

[140] Ravelli AM, Milla PJ. *Vomiting and gastroesophageal motor activity in children with disorders of the central nervous system.* J Pediatr Gastroenterol Nutr 1998; 26(1): 56-63.

[141] Bowling TE. *Enteral-feeding-related diarrhoea: proposed causes and possible solutions.* Proc Nutr Soc 1995; 54(2): 579-590.

[142] Bordewick AJ, Bildner JI, Burd RS. *An effective approach for preventing and treating gastrostomy tube complications in newborns.* Neonatal Netw 2001; 20(2): 37-40

[143] Gauderer MW. *A simple technique for correction of severe gastrostomy leakage,* Surg Gynecol Obstet 1987; 165(2): 170-172.

[144] Bar-Maor JA. *A simple technique for anchoring tubes to the skin.* J Trauma 1994; 36(1):112.

[145] Kaddu R, Toila V. *Gastrojejunostomy button migration into the duodenal bulb mimicking ventriculoperitoneal shunt malfunction.* J Pediatr Gastroenterol Nutr 2001; 32(2): 212-214.

[146] Uhlen S, Mention K, Michaud L. *Migration of percutaneous endoscopic gastrostomy tube in children.* J Pediatr Gastroenterol Nutr 2002; 34(5): 568-569.

[147] Gross RA, Agzarian A. *Gastrostomy-tube jaundice.* N Engl J Med 1987; 316(1):51-52.

[148] Bleacher JC, Boline GB, Decter RM, Conter RL. *Pyeloduodenal fistula: a previously undescribed complication of Stamm gastrostomy.* J Pediatr Surg 1993; 28(12): 1579-1581.

[149] Cahill AM, Baskin KM, Kaye RD, Fitz CR, Towbin RB. *Transmural migration of gastrostomy tube retention discs.* Pediatr Radiol 2004; 34(2): 143-147.

[150] De Vogelaere K, De Backer A, Vandenplas Y, Deconinck P. *Gastroileocutaneous fistula: a unusual complication of percutaneous endoscopic gastrostomy.* Endoscopy 2000; 32(1): S3-4.

[151] Botterill I, Miller G, Dexter S. *Lessons of the week: deaths after delayed recognition of percutaneous endoscopic tube migration.* BMJ 1998; 22:524-525.

[152] Anagnostopoulos GK, Kostopoulos P, Arvanitidis DM. *Buried bumper syndrome with a fatal outcome, presenting early as gastrointestinal bleeding after percutaneous endoscopic gastrostomy placement.* J Postgrad Med 2003; 49(4): 325-327.

[153] Crowley JJ, Vora D, Becker CJ, Harris LS. *Radiologic removal of buried gastrostomy bumpers in pediatric patients.* Am J Roentgenol 2001 ; 176 : 766-768.

[154] Okpechi JC, Schenkan KA. *Bronchoesophageal fistula after gastrostomy tube removal by the "cut and push" method.* Gastointest Endosc 2003; 58(1):134-137.

[155] Yaseen M, Steele MI, Grunow JE. *Nonendoscopic removal of percutaneous endoscopic gastrostomy tubes: morbidity and mortality in children.* Gastointest Endosc 1996; 44(3): 235-238.

[156] Mollit DL, Dolker ML, Evans JS, Jeiven SD, George DE. *Complications of retained internal bolster after paediatric percoutaneous endoscopic gastrostomy.* J Pediatr Surg 1998; 33(2): 271-273.

[157] Pietersen-Oberndorff KM, Vos GD, Baeten CG. *Serious complications after incomplete removal of percutaneous endoscopic gastrostomy catheter.* J Pediatr Gastroenterol Nutr 1999; 28(2): 230-232.

[158] Steinberg RM, Madhala O, Freud E, Shamir R, Shwartz M, Zer M. *Skin level division of percutaneous endoscopic gastrostomy without endoscopy retrieval: a hazardous procedure.* Eur J Pediatr Surg 2002; 12(2): 127-128.

[159] Kleiner GI, Vergara TM. *Esophageal obstruction after incomplete removal of a percutaneous endoscopic gastrostomy tube.* Pediatr Emerg Care 1998; 14(2): 133-135.

[160] Palmer GM, Frawley GP, Heine RG, Oliver MR. *Complications associated with endoscopic removal of percutaneous endoscopic gastrostomy (PEG) tubes in children.* J Pediatr Gastroenterol Nutr 2006; 42: 443-445.

[161] Castagnetti M, Patel S. *A simple adjunct for safer change of PEG.* Pediatr Surg Int 2006; 22(3): 274-276.

[162] Davies BW, Watson AR, Coleman JE, Rance CH. *Do gastrostomies close spontaneously? A review of the fate of gastrostomies following successful renal transplantation in children.* Pediatr Surg Int 2001; 17: 326-328.

[163] Lomis NN, Miller JF, Loftus TJ, Whiting JH, Giuliano AW, Yoon HC. *Refractory abdominal-cutaneous fistulas or leaks: percutaneous management with a collagen plug.* J Am Coll Surg 2000; 190(5): 588-592.

[164] El-Rifai N, Michaud L, Mention K, Guimber D, Caldari D, Turck D, Gottrand F. *Persistence of gastrocutaneous fistula after removal of gastrostomy tubes in children: prevalence and associated factors.* Endoscopy 2004; 36(8): 700-704.

[165] Gordon JM, Langer JC. *Gastrocutaneous fistula in children after removal of gastrostomy tube.* J Pediatr Surg 1999; 34(9):1345-1346.

[166] Makris J, Sheiman RG. *Percutaneous treatment of a gastrocutaneous fistula after gastrostomy tube removal.* J Vasc Interv Radiol 2002 Feb; 13(2 Pt 1):205-207.

[167] Kobak GE, Mcclenathan DT, Schurman SJ. *Complications of removing percutaneous endoscopic gastrostomy tubes in children.* J Pediatr Gastroenterol Nutr 2000; 30(4): 404-407.

[168] Arnbjörnsson E, Torgjörson B, Berglund Y, Kullendorff CM. *Closure after gastrostomy button.* Pediat Surg Int 2005; 21: 797-799.

[169] Shorter NA, Mooney PD, Harmon BJ. *Modifications of Bishop's method for pediatric gastrostomy closure.* Am Surg 1997; 63(6): 559-60.

[170] Bishop HC. *Simplified closure of the long-standing gastrostomy.* J Pediatr Surg 1981; 16: 571-572.

[171] Shan A, Pendlebury J, Reading S, Papachrysostomou M, Ghosh S. *Endoscopic fibrin sealant injection: a novel method of closing a refractory gastrocutaneous fistula.* Gastrointest Endosc 1997; 46(4): 357-358.

[172] Chryssostalis A, Rosa I, Pileire G, Ozenne V, Chouserman M, Hagege H. *Closure of refractory gastrocutaneous fistula using endoclipping.* Endoscopy 2005; 37(9): 924.

[173] Kaufman MW, Faller NA, Lawrence KG. *Low profile gastrostomy devices.* Gastroenterol Nurs 1995; 18(5): 171-176.

[174] Gauderer MWL, Picha GJ, Izant RJ. *The gastrostomy "button" – a simple, skin-level, nonrefluxing device for long-term enteral feedings.* J Pediatr Surg 1984; 19(6): 803-805.

[175] Ruangtrakool R, Ong TH. *Comparison between mushroom-type and balloon-type gastrostomy buttons.* J Med Assoc Thai 2000; 83: 719-724.

[176] Ruangtrakool R, Ong TH. *Primary gastrostomy button: a means of long-term enteral feeding in children.* J Med Assoc Thai 2000; 83(2): 151-159.

[177] Gauderer MWL, Olsen MM, Stellato TA, Dokler ML. *Feeding Gastrostomy Button: Experience and Recommendations.* J Pediatr Surg 1988; 23(1): 24-28.

[178] Faller NA. *The gastro-port: an alternative to the Button.* J Enterostomal Ther 1991; 18(1): 39-40.

[179] Gauderer MWL, Abrams RS, Hammond JH. *Initial experience with the changeable skin-level port-valve: a new concept for long-term gastrointestinal access.* J Pediatr Surg 1998; 33: 73-75.

[180] Haas-Beckert B, Heyman MB. *Comparison of two skin-level gastrostomy feeding tubes for infants and children.* Pediatr Nurs 1993; 19(4): 351-354, 364.

[181] Faller N, Lawrence KG. *Comparing low-profile gastrostomy tubes.* Nursing 1993; 23(12): 46-48.

[182] Haas-Beckert B, Heyman MB. *Comparison of two skin-level gastrostomy feeding tubes for infants and children.* Pediatr Nurs 1993; 19(4): 351-4, 364.

[183] Moses PL, Morse RA, Smith RE. *A fatal complication related to gastrostomy button placement.* Am J Gastroenterol 1995; 90(8):1342-1343.

[184] Willwerth BM. *Percutaneous endoscopic gastrostomy or skin-level gastrostomy tube replacement.* Pediatr Emerg Care 2001 Feb; 17(1): 55-58.

[185] Ruangtrakool R, Ong TH.. *Gastrostomy button: clinical appraisal.* J Med Assoc Thai 2000: 83(8): 839-849.

[186] Freeman JK. *Experience with a new technique of primary gastrostomy button placement in association with the Nissen fundoplication.* Pediatr Surg Int 1998; 13: 451-453.

[187] Treem WR, Etienne NL, Hyams JS. *Percutaneous endoscopic placement of the "button" gastrostomy tube as the initial procedure in infants and children.* J Pediatr Gastroenterol Nutr 1993; 17: 382-386.

[188] Ferguson DR, Harig JM, Kozarek RA, Kelsey PB, Picha GJ. *Placement of a feeding button ("one-step button") as the initial procedure.* Am J Gastroenterol. 1993; 88(4): 501-504.

[189] Stylianos S, Flanigan LM. P*rimary button gastrostomy: a simplified percutaneous, open, laparoscopy-guided technique.* J Pediatr Surg 1995; 30(2); 219-220.

[190] Yarze JC, Herlihy KJ, Fritz HP, Bolton CH, Schupp SL, Brooks RL, Butler J, Tata JA, Dimick RN. *Prospective trial evaluating early initiation of feeding in patients with newly placed one-step button gastrostomy devices.* Dig Dis Sci 2001; 46(4): 854-858.

[191] Fritz HP, Chase MP, Yarze JC. *Inadvertent breakage of one-step button gastrostomy delivery devices.* Am J Gastroenterol 2001; 96(10): 3043-3044.

[192] Griffiths M. *Single-stage percutaneous gastrostomy button insertion: a leap forward.* J Parenter Enteral Nutr 1996; 20(3): 237-239.

[193] Stellato TA, Gauderer MW. *Jejunostomy button as a new method for long term jejunostomy feedings.* Surg Gynecol Obstet 1989; 168(6): 552-554.

[194] Langer JC, Mazziotti MV, Winthrop AL. *Roux-en-Y jejunostomy button in infants.* Pediatr Surg Int 2000; 16: 40-42.

[195]DeCou JM, Shorter NA, Karl SR. *Feeding Roux-enY jejunostomy in the management of severely neurologically impaired children.* J Pediatr Surg 1993; 28(10): 1276-1279.

[196] Gauderer MWL. *Gastrostomy button conversion into a combined gastric and jejunal access device.* J Pediatr Surg 1999; 34(1): 202-203.

[197] Malone PS, Ransley PG, Kily EM. *Preliminary report: the antegrade continence enema.* Lancet 1990; 336: 1217-1218.

[198] Redel CA, Motil KJ, Bloss RS, Dubois JJ, Klish WJ. *Intestinal button implantation for obstipation and fecal impaction in children.* J Pediatr Surg 1992; 27(5): 654-656.

[199] Duel BP, Gonzàlez R. *The button cecostomy for management of fecal incontinence.* Pediatr Surg Int 1999; 15: 559-561.

[200] Yagmurlu A, Harmon CM, Georgeson KE. *Laparoscopic cecostomy button placement for the management of fecal incontinence in children with Hirschsprung's disease and anorectal anomalies.* Surg Endosc 2006; 20(4): 624-627.

[201] De Peppo FD, Iacobelli BD, De Gennaro M, Colajacomo M, Rivosecchi M. *Percutaneous endoscopic cecostomy for antegrade colonic irrigation in fecally incontinent children.* Endoscopy 1999; 31(6): 501-503.

[202] Badiola FI, Denes ED, Ruiz E, Smith C, Bukowski T, Gonzalez R. *New application of the gastrostomy button for clinical and urodynamic evaluation before vesicostomy closure.* J Urol 1996; 156(2 pt 2): 618-620.

[203] Townsend LC. *Practical considerations of the gastrostomy button.* Gastoenterol Nurs 1991; 14(1): 18-26.

[204] Berman JH, Radhakrishnan J, Kraut JR. *Button gastrostomy obstructing the ileocecal valve removed by colonoscopic retrieval.* J Pediatr Gastroenterol Nutr 1991; 13(4): 426-428.

[205] Browne BJ, Kaufman B, Brown C. *Internal displacement of a gastrostomy button.* J Pediatr Surg 1993; 28(12):1575-1576.

[206] Benkov KJ. *When "buttoning up" is not sound advice.* J Pediatr Gastroenterol Nutr 1993;17(4):358-360.

[207] Malki TA, Langer JC, Thompson V, McQueen M, Lau GY, Issenman RM, Winthrop AL, Cameron SG. *A prospective evaluation of the button gastrostomy in children.* Can J Surg 1991; 34(3): 247-250.

[208] Arnbjörnsson E, Jakobsson I, Larsson LT, Mikaelsson C. *Gastrostomy button causing perforation of the posterior gastric wall.* Acta Paediatr 1988; 87: 1203-1204.

[209] Mc Quaid KR, Little TE. *Two fatal complications related to gastrostomy "button" placement.* Gastrointes Endosc 1992; 38(5): 601-603.

[210] Michaud L, Guimber D, Blain-Stegloff AS, Ganga-Zandzou S, Gottrand F, Turck D. *Longevity of balloon-stabilized skin-level gastrostomy device.* J Pediatr Gastroenterol Nutr 2004; 38(4): 426-429.

[211] Reinberg O, Poratte A, Vannier E, *Le bouton de gastrostomie Mic-Key® chez l'enfant.* 1999, Réalisaton CEMCAV, Vidéo, durée 12 minutes.

[212] Ho HS, Ngo H. *Gastrostomy for enteral access, a comparison among placement by laparotomy, laparoscopy and endoscopy.* Surg Endosc 1999; 13: 991-994.

[213] Habib A, Kirby DF. *Enteral nutrition access devices*. Curr Gastroenterol Rep 1999; 1(4): 354-361.

[214] Wadie GM, Lobe TE. *Gastroesophageal reflux disease in neurologically impaired children: the role of the gastrostomy tube.* Semin Laparosc Surg 2002; 9(3): 180-189.

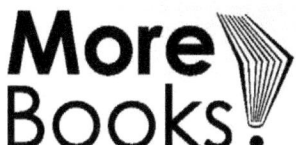 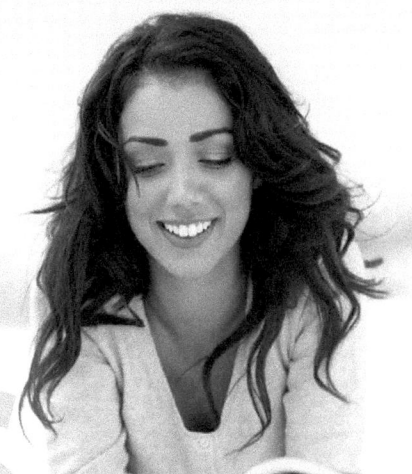

Oui, je veux morebooks!

i want morebooks!

Buy your books fast and straightforward online - at one of the world's fastest growing online book stores! Environmentally sound due to Print-on-Demand technologies.

Buy your books online at
www.get-morebooks.com

Achetez vos livres en ligne, vite et bien, sur l'une des librairies en ligne les plus performantes au monde!
En protégeant nos ressources et notre environnement grâce à l'impression à la demande.

La librairie en ligne pour acheter plus vite
www.morebooks.fr

OmniScriptum Marketing DEU GmbH
Heinrich-Böcking-Str. 6-8
D - 66121 Saarbrücken
Telefax: +49 681 93 81 567-9

info@omniscriptum.de
www.omniscriptum.de

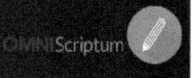

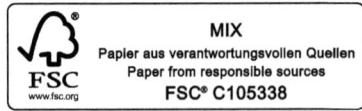

Printed by Books on Demand GmbH, Norderstedt / Germany